管理栄養士が教える！

世界一カンタンな
長生きレシピ

管理栄養士・料理研究家

関口絢子

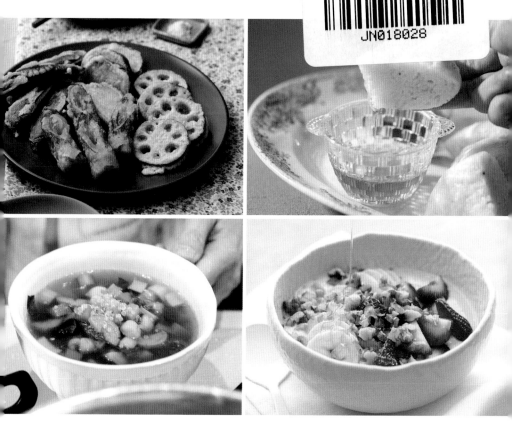

宝島社

はじめに

まずは本書を手に取っていただき、ありがとうございます。
著者の関口絢子と申します。

普段は管理栄養士・料理研究家として活動しながら、YouTube チャンネル「ウェルネスキッチン」で、食材の栄養を手軽に効率よく摂ることができる調理法や、カンタンなのに体に嬉しい健康効果が期待できるレシピなどを発信しています。おかげさまでチャンネル登録者数は約 54 万人となり、視聴者の皆様からの応援に日々励まされています。いつも本当にありがとうございます。

今回は「ウェルネスキッチン」で紹介した人気のレシピの中でも、特に「長生き」という点からレシピを厳選しました。食は健康な心と体、豊かな人生に欠かせません。また、デトックス、腸内環境改善、血流改善、アンチエイジングなど、健康効果は食材によって様々。「私たちの体は食べたものでできている」ということを意識した上で、気になるレシピからぜひ作ってみてください。

本書のレシピを日々の食事に取り入れていただくことで、読者の皆様の生活がより豊かになり、人生100年時代をよりよく生きられる手助けになることを心から願っています。

管理栄養士・料理研究家　　　関口絢子

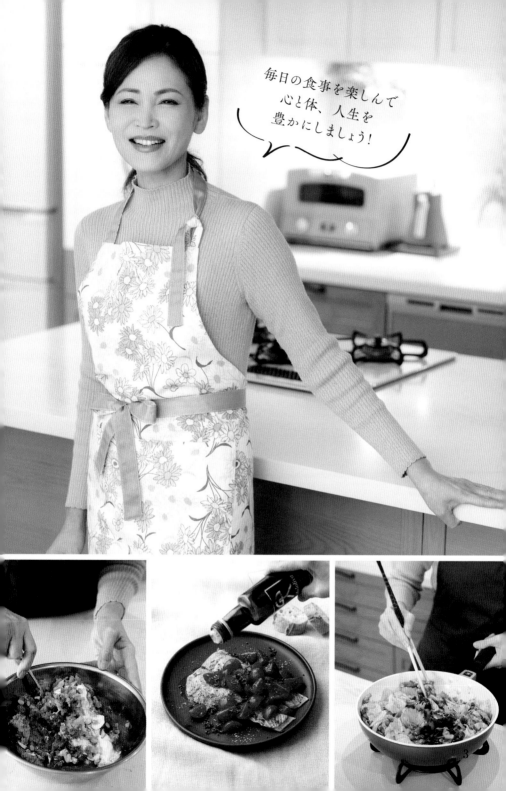

毎日の食事を楽しんで
心と体、人生を
豊かにしましょう！

管理栄養士が教える！
世界一カンタンな長生きレシピ　CONTENTS

はじめに ································ 2

本書の見方 ····························· 8

序章　「長生きレシピ」とは?

「長生き」するためにはなにが必要？ ················ 10

「長生き」を妨げる、老化の3大要因 ················ 11

合言葉は「健康、主役、決まり！」
長生きできる体を作る8種の食材 ················ 12

今日から意識するべき！ 長生きレシピの取り入れ方 3か条 ····· 14

第1章　繰り返し作りたい！「いいね！」多数の大人気レシピ BEST20

しっとり鶏むね肉 ·········· 16

万能蒸しキャベツ ·········· 18

コールスロー ············· 19

ツナ玉キャベツ ············ 20

回鍋肉 ·················· 21

にんじんの美肌サラダ ······· 22

酢キャベツ ··············· 23

酢にんじん ··············· 24

ごぼうのしりしり ·········· 25

鶏チャーシュー ············ 26

春菊の塩麻婆 ·············· 28

揚げない天ぷら ············ 30

万能蒸しかぼちゃ ·········· 32

かぼちゃのスイートサラダ ···· 33

かぼちゃのポテサラ風 ———— 34

酒粕味噌汁 ———— 35

善玉菌を増やすごぼうと
酒粕のスープ ———— 36

炊飯器で大根の参鶏湯 ———— 37

チンゲンサイ
青梗菜のしび辛鍋　　　38

蒸ししゃぶしゃぶ ———— 40

種ごと焼き旨ピーマン ———— 42

なすのねぎポン漬け ———— 43

山いものフォカッチャ ———— 44

酒粕のヨーグルト風 ———— 46

さつまいものきな粉和え ———— 47

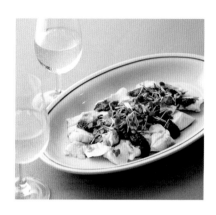

COLUMN 1
ウェルネスキッチン流！ 食材の栄養を逃さず摂るコツ ———— 48

第**2**章　**メイン食材3つ以内！**
体が若返る老化防止おかず

肉巻きしいたけ ———— 50

ゴーヤと豚肉のごま味噌炒め 52

肉詰めれんこんステーキ ———— 53

しょうが鍋 ———— 54

かき
牡蠣と小松菜のオイスター
バター炒め ———— 56

トマトと鮭のレンジ蒸し ———— 58

焼きサバと新玉ねぎの
たたき風 ———— 60

アスパラとアボカドの
にんにくじょうゆ炒め ———— 61

チンゲンサイ
青梗菜豆腐 ———— 62

まいたけ炒り豆腐 ———— 63

れんこんのステーキ ———— 64

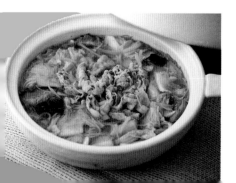

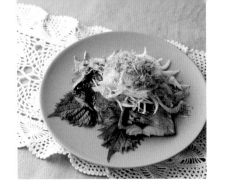

かぼちゃとれんこんの
照り焼き —————— 66

なすのチーズ焼き —————— 67

チーズもやしの海苔巻き —————— 68

アルファルファとしらすの
若返りサラダ —————— 69

白菜の
ジンジャーポークサラダ —————— 70

青梗菜と油揚げのサラダ —————— 72

春菊のチョップドサラダ —————— 73

茹で卵とじゃがいもの
ビストロサラダ —————— 74

COLUMN 2
ウェルネスキッチン流！ 食材を食べやすくするポイント —————— 76

第3章 10分以内でできる！毎日食べたい作り置きレシピ

うまつゆ漬けチキン —————— 78

アスパラとエリンギの炒め —————— 80

キャベツとえのきの
レンジ蒸し —————— 82

にんじんとひじきのごま炒め —————— 83

ピーマンとにんじんの
きんぴら —————— 84

もっちりれんこんそぼろ —————— 85

おかず新しょうが —————— 86

ゴーヤきんぴら —————— 87

焼き長ねぎ —————— 88

えのき春雨 —————— 89

万能キャロット —————— 90

ツナキャロット —————— 92

キャロットオムレツ —————— 93

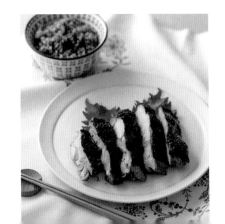

にんじんのヨーグルト漬け ——— 94

玉ねぎの調味酢漬け ——— 95

白菜とりんごの浅漬け ——— 96

ゆず大根 ——— 97

たくあん（昆布漬け） ——— 98

たくあん（ヨーグルト漬け）——— 98

キャベツのキムチ ——— 100

腸活きのこ ——— 101

COLUMN 3
ウェルネスキッチン流！ 料理に栄養をプラスするひと工夫 ——— 102

第 **4** 章　栄養バランスがパーフェクト！
このひと皿があれば安心なごはん&スープ

五目鶏そぼろごはん ——— 104

しらすと梅干しの豆腐雑炊 ——— 106

そばのパスタ風梅肉ソース ——— 107

シンガポールビーフン ——— 108

ツナのオートミールリゾット 110

豆乳オートミール粥 ——— 111

最強の豚汁 ——— 112

ブロッコリーと
鶏むね肉のスープ ——— 114

小松菜と卵の中華風スープ ——— 115

鮭と黒ごまのチャウダー ——— 116

豆乳トマトスープ ——— 117

キヌアと３種の野菜スープ ——— 118

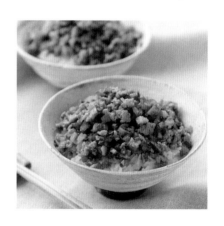

ブロッコリーエッグ ——— 119

美肌チョップドサラダ ——— 120

オーバーナイトオーツ
リッチ ——— 122

パーフェクトスムージー ——— 123

素材別 INDEX ——— 124

本書の見方

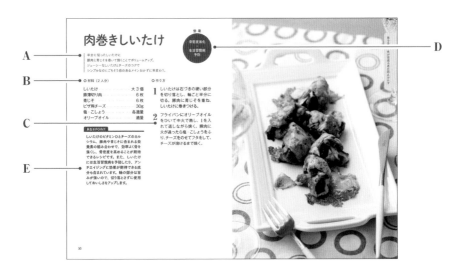

A. レシピの特徴

このレシピの味や作り方の特徴やおいしさの解説です。

B. 材料

このレシピを作るために必要な材料です。

C. 作り方

このレシピを作る手順です。

D. 健康効果アイコン

このレシピにどのような健康効果が期待できるかを、アイコンでひと目でわかるようにしています。

E. 長生きPOINT

このレシピでどのような栄養素が摂れるか、どのような健康効果が期待できるのかなどを解説します。

本書の決まり

- 計量単位は大さじ1 = 15ml、小さじ1 = 5ml、1カップ= 200ml です。
- 葉物やミニトマトなどのつけ合わせは、レシピに記載していません。
- 玉ねぎやじゃがいも、にんにく、しょうがなどの通常皮をむいて調理する食材については、皮をむくなどの工程を省略している場合があります。
- 電子レンジは600Wで使用しています。500Wの場合は加熱時間を1.2倍にしてください。
- 特に記載がない場合、火加減は中火で調理しています。

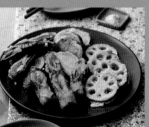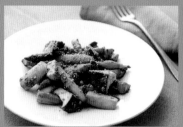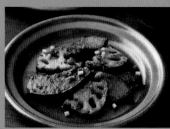

序章

....

「長生きレシピ」
とは？

年齢を重ねるにつれて気になってくる、体の様々な症状。
ずっと元気に過ごすために、
食事で気をつけるべきことをお伝えします。

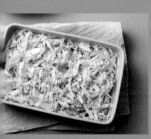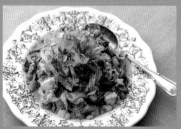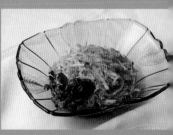

「長生き」するためには
なにが必要?

突然ですが、皆さんは「健康寿命」という言葉をご存じでしょうか。

「平均寿命」とは生まれてから亡くなるまでの平均時間のことですが、「健康寿命」とは、健康上の問題によって日常生活が制限されることなく生活できる期間のこと。病気によって介護や支援を必要とする期間は加算されません。長い人生、いつまでも元気に過ごすためには「健康寿命」を延ばすことが必要です。

また、どんな人でも避けて通れない老化。人間の体は 20 歳前後をピークに衰えていくのが一般的で、老化の早さは人それぞれですが、老化とうまく付き合い、スピードをゆるやかにすることはできます。

老化をゆるやかにし、健康寿命を延ばす、つまり「長生き」するためには、毎日の食事の積み重ねが欠かせません。一日 3 食、なにを食べるかが、私たちがどれだけ健やかに生きられるかを決めるといっても過言ではないのです。

私たちが健康に生きることを妨げる老化の要因は、大きく 3 つに分けられます。

「長生き」を妨げる、
老化の3大要因

糖化

体内に取り入れられた余分な糖分がタンパク質と結びつくことで起こる**糖化**。血糖値が急上昇すると、糖分につかまったタンパク質が正常に働けなくなることで劣化し、AGEs（最終糖化産物）を生成、老化を促進します。その結果、肌のくすみやしわ、たるみの原因に。

➡ 糖化を防ぐには、高糖質のものや、タンパク質＋糖質を高温調理したものを避け、野菜不足に気をつける必要があります。

酸化

生きていくのに大切な呼吸やエネルギー産生の際に、活性酸素の発生を伴います。適度な活性酸素は問題ありませんが、紫外線やアルコール、たばこ、大気汚染などが原因で過剰になると、**酸化**を引き起こし、細胞を傷つけて老化させ、疲労や不調の原因となります。

➡ 酸化を防ぐためには、抗酸化作用を持つ栄養素を積極的に取り入れることが大切です。

慢性炎症

炎症は本来体を守るための防御反応です。**慢性炎症**とは、長時間持続して炎症が慢性化した状態のこと。これによって細胞の老化が進み、さらに炎症が加速するという悪循環に陥り、様々な疾患の原因になります。

➡ 栄養バランスの整った食事や規則正しい生活をすることで、慢性炎症を防ぎます。

合言葉は
「健康、主役、決まり!」
長生きできる体を作る**8**種の食材

健康に長く生きていくために、日々の食事に取り入れるべき食品群とその期待できる効果についてご紹介します。

玄米（げん）・未精製食品

けん

玄米、全粒小麦、雑穀類のほか、
豆類、黒砂糖、甜菜糖、はちみつ、天然塩などの未精製食品

効果　腸内環境の改善や、エネルギー産生を担います。

根菜

こ

にんじん、れんこん、ごぼう、里いも、
じゃがいも、さつまいもなどの根菜類

効果　整腸作用や、滋養効果があります。

海のもの

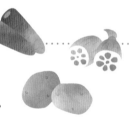

う

牡蠣、あさり、えび、いか、たこ、
わかめ、昆布、海苔などの海のもの

効果　血液浄化、生理機能の回復、免疫力アップに役立ちます。

種子油類

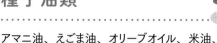

アマニ油、えごま油、オリーブオイル、米油、
くるみ、ごま、ナッツ類などの種子油類

効果　血管や脳、心の健康を支えるほか、ホルモンや細胞膜の材料となります。

しゅ

生薬（やく）・スパイス

しょうが、にんにく、玉ねぎ、ニラ、
青じそ、わさび、唐辛子などの生薬香草類

効果　消化促進、疲労回復、血流改善、代謝促進をサポート。

やく

菌類（発酵食品・きのこ）

納豆、味噌、酒粕、酢、麹、
キムチ、ヨーグルト、ぬか漬けなどの菌活食品ときのこ類

効果　腸内環境を正常化したり、免疫力アップに役立ちます。

き

豆類・白肉

大豆製品などの豆類と、
鶏肉、魚肉（白身、赤身）などのホワイトミート

効果　筋肉や骨を生成し、体力増強につながります。

ま

りんご（果物・野菜）

果物と野菜全般

効果　生理機能を高め、抗酸化、抗糖化、抗炎症に効果を発揮します。

り

長生きレシピの取り入れ方 3か条

・・・

私たちが毎日健康に過ごすためには、約50種類ある必須栄養素を摂取できる、バランスのよい食事をとることが大切です。本書のレシピを日々の献立に取り入れる際に、意識すべきことが3つあります。

ごはんを中心とする和洋中をミックスした献立

毎日食べるごはんと一緒に、和食、洋食、中華などのおかずをジャンルを気にせず上手に組み合わせて食べることが、バランスのよい献立への近道になります。

肉以外の食材も意識して摂り入れる

ついついお肉中心になりがちな献立ですが、魚介類や海藻、野菜、大豆や大豆加工品などを意識して取り入れるようにしましょう。食物繊維がたっぷり、脂質の割合は少なめなのが理想的です。

一日3食、決まった時間に食べる

規則正しい生活は長生きするために欠かせない習慣のひとつ。一日3食必ず食べることで栄養を充分に摂取でき、健康な体づくりにつながります。また、食事を楽しむことでストレスの軽減にもなります。

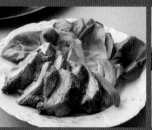
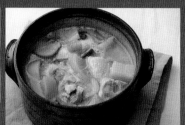
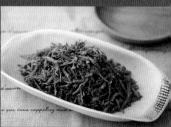

第 1 章

繰り返し作りたい！
「いいね！」多数の
大人気レシピ BEST20

YouTube でご紹介した中でも
特に反響の大きかった、おいしくて簡単なレシピを
ランキング形式でお教えします。

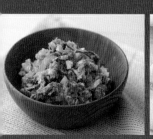
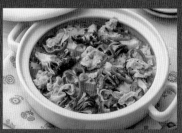
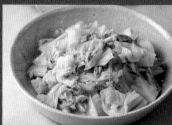

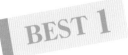

しっとり鶏むね肉

低脂肪かつ高タンパクでヘルシーな
鶏むね肉をパサつかせずに
極上のしっとり感に仕上げるレシピです。
手軽に高級店のようなおいしさを味わえます。

○ 材料（作りやすい分量）

鶏むね肉
　……1 枚（300 〜 350g）
片栗粉 ……… 大さじ 4
水 …………………… 1L

A
味噌 ……… 大さじ 3
しょうが ……… 大さじ 1
甜菜糖 ……… 大さじ 1/2
酢 ……… 大さじ 1
ごま油 ……… 大さじ 1/2
水 ………… 適量

貝割れ大根 ………… 適量
ラー油 ………… 適量

○ 作り方

1　鶏肉は常温に戻し、厚みが均等になるように観音開きにし、3 〜 4 等分に切り分ける。

2　深めの鍋に水と片栗粉を入れてよく混ぜる。火にかけて、でんぷんのとろみがしっかりつくまで混ぜ、充分沸騰させたら火を止める。鶏肉を適度な間隔を空けて沈める。キッチンペーパーを落としブタにし、さらにフタをして 20 分放置する。

3　A は混ぜ合わせておく。水の量は適当な濃度に調整する。

4　2 はサッと水洗いし、ひと口大に切る。

5　器に盛り、3 をかける。刻んだ貝割れ大根をのせてラー油をかける。

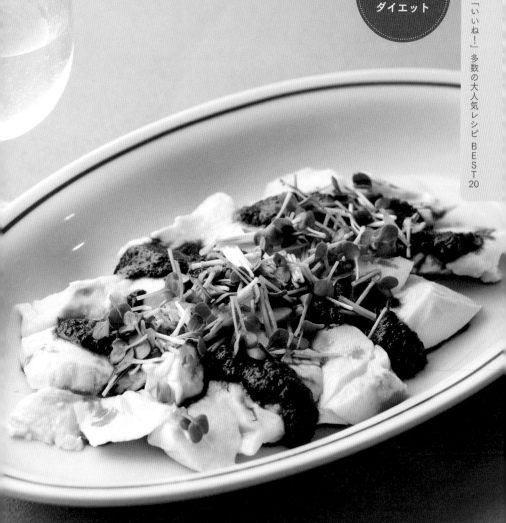

長生きPOINT

高タンパクで体のエネルギーとなる鶏むね肉をおいしく食べ
られます。片栗粉や鶏肉はきちんと計量することがしっとり
仕上げるために重要なポイントです。鶏肉は皮を取らずに調
理するとよりしっとりとした仕上がりになりますよ。

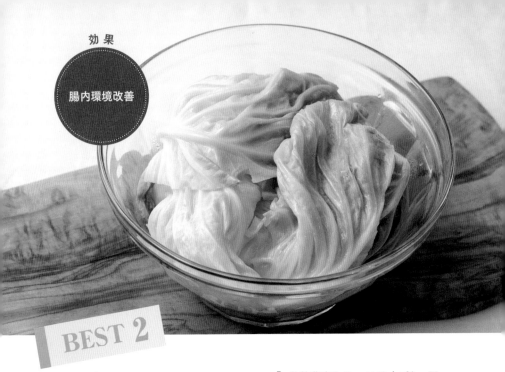

効果

腸内環境改善

BEST 2

万能
蒸しキャベツ

栄養豊富なキャベツを丸ごと一玉、
保存やアレンジがしやすい蒸し物に。

◯ 材料（作りやすい分量）

キャベツ	1個
オリーブオイル	適量
塩	少々
水	100ml

長生きPOINT

ビタミンやミネラル、食物繊維などの
キャベツの栄養を逃さずに、甘みを
引き出す調理法です。冷凍保存もで
きますので、ぜひアレンジして活用し
てくださいね。

◯ 作り方

1 キャベツは半分に切って芯を
取り、流水で洗いながら葉を
はがす。

2 フライパンにはがしたキャベ
ツを入るだけ入れ、水を入れ
てフタをし中火で1分蒸す。
フタを開けて塩とオリーブオ
イルを回しかけ、全体を返し
て煮汁を絡め、好みの硬さに
仕上げる。蒸し上がったら1
枚ずつ空気を入れながらザル
に取る。2～3回に分けて蒸
し上げる。

BEST 2
アレンジ

コールスロー

キャベツの甘さで食べやすい、
やさしい味わいのコールスローです。

○ 材料（1人分）

万能蒸しキャベツ	2枚分（160g）
玉ねぎ	1/8個
オリーブオイル	大さじ1/2
マヨネーズ	大さじ2
レモン汁	小さじ1/2
塩・粗びき黒こしょう	各適量

○ 作り方

1 万能蒸しキャベツは3mm幅の細切りに、玉ねぎは薄切りにする。

2 ボウルに**1**を入れ、オリーブオイル、マヨネーズ、レモン汁、塩・こしょうを加えて和える。

長生きPOINT

万能蒸しキャベツで作ることで甘く、食感も口当たりもよくなって食べやすくなります。玉ねぎは血液をサラサラにし、玉ねぎに含まれる硫化アリルは血管の若さを保つことにも役立ちます。

効果

血流改善

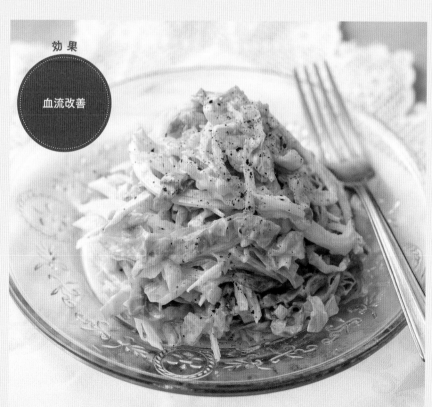

ツナ玉キャベツ

キャベツ、ツナ、卵をサッと炒めるだけで
シンプルだけど満足度の高いおかずに！

○ 材料（2人分）

万能蒸しキャベツ	3枚分（250g）
ツナ缶（オイル漬け）	1缶
卵	2個
しょうゆ	小さじ2
塩	適量

○ 作り方

1 万能蒸しキャベツはざく切りにする。卵は溶きほぐす。

2 フライパンにツナをオイルごと入れて中火にかける。卵を加えてサッと炒める。キャベツを加えて混ぜ、しょうゆを加えて塩で味を調える。

長生きPOINT

ビタミンC以外のほとんどの栄養素を含む卵とキャベツを組み合わせることで、栄養バランスの優れたレシピに。ツナのオイルも入れることでDHAやEPAなどの栄養も余すことなく摂取できます。

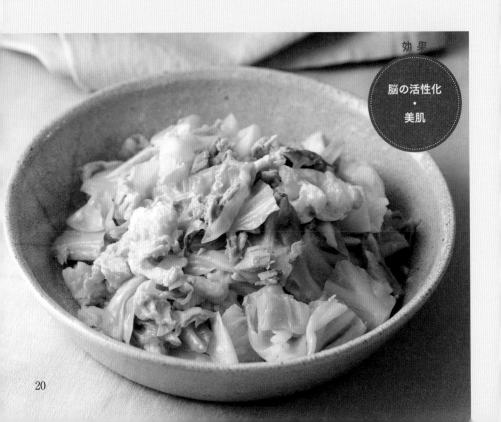

効果

脳の活性化
・
美肌

血管強化

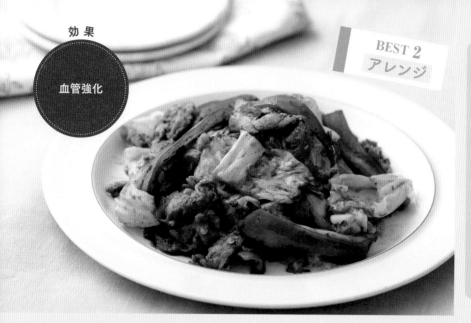

回鍋肉
ホ イ コ ー ロ ー

> 万能蒸しキャベツで作ることで
> シャキシャキの回鍋肉に。

○ 材料（2人分）

万能蒸しキャベツ	3枚分（250g）
豚薄切り肉	150g
ピーマン	2個
しょうが	1かけ
味噌	大さじ1
みりん	大さじ1
豆板醤 トウバンジャン	小さじ1〜2
ごま油	大さじ2

長生きPOINT

ピーマンは種とワタも使うことで、血管を強くするヘスペリジンという成分を摂ることができます。

○ 作り方

1 万能蒸しキャベツはざく切りにする。ピーマンは半分に切ってヘタを取り、種とワタごと縦4等分に切る。豚肉は食べやすい大きさに切る。しょうがはみじん切りにする。

2 フライパンにごま油をひいて中火で熱し、しょうがを入れて炒め、豚肉を加えて炒める。豚肉に火が通ったら豆板醤を加え、香りが立ったらピーマンとキャベツを加える。味噌とみりんを合わせてから加え、全体に味が絡むように混ぜる。

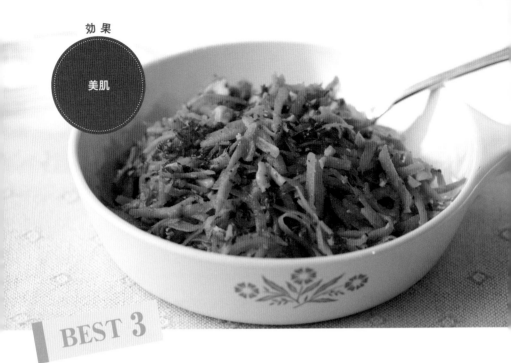

BEST 3

にんじんの
美肌サラダ

たっぷり作って作り置きにもぴったりな
お肌を美しくするにんじんのサラダです。

○ 材料（作りやすい分量）

にんじん	大2本（500g）
くるみ	1/2カップ
刻みパセリ	大さじ2
A｜オリーブオイル	大さじ1
酢	大さじ1
にんにく（すりおろし）	小さじ1
塩	小さじ1弱

○ 作り方

1 にんじんをしりしり器やチーズおろしで細切りにするか、包丁でせん切りにする。

2 くるみはホイルに包み、オーブントースターで2〜3分ローストしてから細かく刻む。

3 ボウルににんじん、くるみ、A、刻んだパセリを入れて和える。

長生きPOINT

どこのご家庭にもあるような調味料しか使わない、紫外線ダメージを内側からケアできるシンプルな美肌サラダです。たっぷり作り置きをしておくと重宝します。食事と一緒に酢のものを摂ると老化の原因である糖化を防ぐことができます。

BEST 4

酢キャベツ

調味料3つでなじませるだけの
保存性の高いカンタン酢キャベツです。

〇 材料（作りやすい分量）

キャベツ	1/4 個
酢	100ml
塩	小さじ 1
はちみつ	大さじ 1/2

効果

高血圧予防
・
便秘解消

〇 作り方

1 キャベツは細切りにする。

2 大きめの保存袋に酢、塩、はちみつを入れて混ぜ、キャベツを入れてよくなじませる。空気を抜いて密封し、冷蔵庫で一晩寝かせる。

長生きPOINT

さわやかな酸味の酢キャベツのレシピです。お酢を使ってすぐ食べられて、冷蔵庫で2週間保存可能です。糖化予防や高血圧の予防や改善、食べ続けると便秘解消や美肌にも効果が期待できます。ツナを加えてアレンジしたり、サンドイッチの具材にしてもおいしいです。

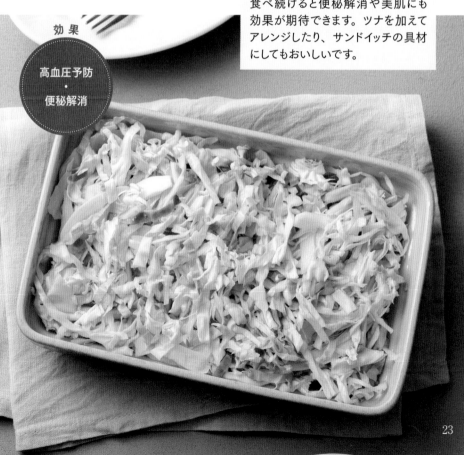

BEST 5

酢にんじん

にんじんを細かく切って
調味料と混ぜて寝かせるだけ！

○ 材料（作りやすい分量）

にんじん	2本（500g）
酢	100ml
塩	小さじ2/3
はちみつ	大さじ1

長生きPOINT

酢にんじんは糖化予防をはじめ、内臓脂肪を減らし、老眼や白内障の予防など様々な健康効果が期待できます。冷蔵庫で2週間保存可能です。

効果

内臓脂肪燃焼
・
目の老化防止

○ 作り方

1 にんじんをピーラーで薄切りにしてからせん切りするか、しりしり器やチーズおろしで細切りにする。

2 保存袋に酢、塩、はちみつを入れて混ぜ合わせる。にんじんを加えて全体をよく混ぜ、空気を抜いて密封し、冷蔵庫で寝かせる。

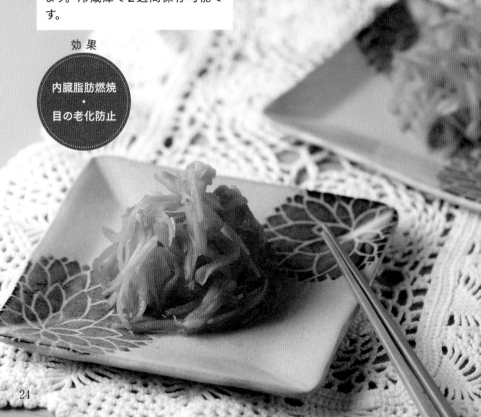

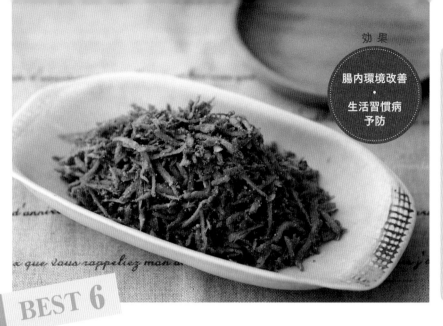

効果
・
腸内環境改善
・
生活習慣病
予防

BEST 6

ごぼうの
しりしり

ヨーグルトとマヨネーズを加えて混ぜた
サラダ風のアレンジもおすすめ。

○ 材料（作りやすい分量）

ごぼう	2本（300g）
すりごま	30g
酢	大さじ2
しょうゆ	小さじ2
甜菜糖（てんさいとう）	小さじ1
水	50ml

長生きPOINT

ごぼうにはポリフェノールと水溶性食
物繊維がたっぷり含まれます。アク
といわれる成分こそポリフェノールの
クロロゲン酸やタンニンで抗酸化物
質でもありますし、皮にも旨みやポリ
フェノールが豊富に含まれるので、
皮ごと使いましょう。

○ 作り方

1 ごぼうはよく洗い、皮ごとし
りしり器やチーズおろしで細
切り、またはせん切りにする。
水と酢は混ぜ合わせておく。

2 フライパンにごぼうを広げ入
れ、混ぜ合わせておいた水と
酢を加えてフタをし、中火で
1分蒸す。フタを取って混ぜ、
好みの硬さになるまで加熱す
る。

3 すりごま、甜菜糖、しょうゆを
加え、全体をよく混ぜる。

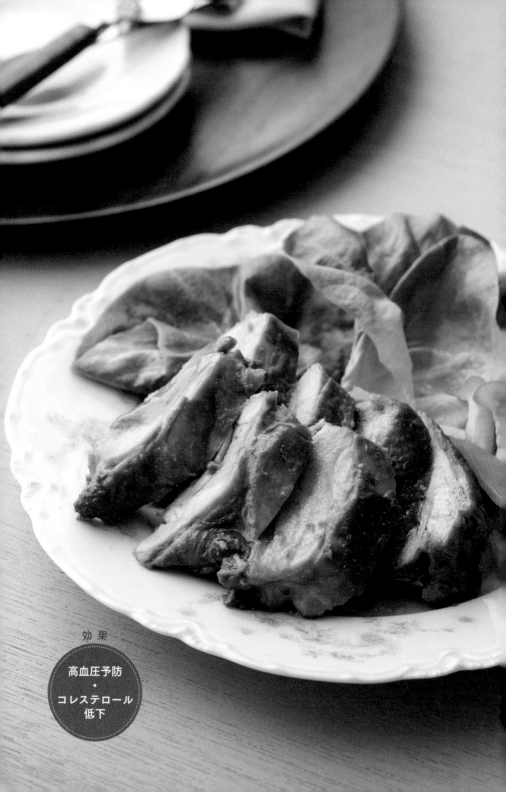

効果

高血圧予防
・
コレステロール
低下

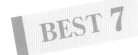

鶏チャーシュー

お酢の力で旨みがアップし、
鶏肉がやわらかく仕上がります。
シンプル調味料で絶品の鶏チャーシューは
ぜひ作っていただきたい一品です。

〇 材料（作りやすい分量）

鶏もも肉 …… 2枚 (700g)　　水 …………………… 100ml
しょうゆ ………………… 50ml　　オリーブオイル ……… 適量
酢 ………………………… 100ml

〇 作り方

1 鶏肉は1枚を2等分する。フライパンにオリーブオイルをひいて中火で熱し、鶏肉を皮目を下にして並べる。皮に焼き目がついたら、余分な油をキッチンペーパーで取り除く。

2 鶏肉を裏返してしょうゆ、酢、水を加え、クッキングシートで落としブタをし、さらにフタをして時々ひっくり返しながら10分煮る。煮汁を煮詰めて、鶏肉に絡める。

長生きPOINT

お酢にはお肉をやわらかくしたり旨みをアップさせる効果だけでなく、脂肪燃焼効果や高血圧の改善、血糖値の上昇をゆるやかにする働きが期待できます。鶏もも肉以外に豚バラ肉や手羽元、手羽先などで作ってもおいしいですよ。

春菊の塩麻婆 マーボー

栄養をたっぷり含んだ
冬の緑黄色野菜を代表する春菊を使った、
普段の献立に取り入れやすい
やさしい味わいの塩麻婆です。

○ 材料（2人分）

春菊	1束	しょうゆ	小さじ1
豆腐	1丁	塩	小さじ1/3
豚ひき肉	100g	ごま油	適量
しょうが	1かけ	片栗粉	大さじ1
豆板醤	小さじ1	水	大さじ3

○ 作り方

1 春菊は茎を1cm、葉を2cm幅に切る。しょうがはせん切りする。

2 フライパンにごま油をひいて中火で熱し、しょうが、豚肉、豆板醤の順に入れて炒める。春菊を加えて炒め、しんなりしたら豆腐をちぎりながら加える。

3 しょうゆと塩で味を調えたら、水溶き片栗粉を回し入れて混ぜ合わせる。

長生きPOINT

すき焼きなどの味の強い料理のイメージがある春菊を、シンプルな味つけで楽しめるレシピです。独特な香りが特徴の春菊ですが、この香り成分は免疫力を高めたり、胃腸の調子を整えたり、自律神経を整えるなど様々な効果が期待できます。

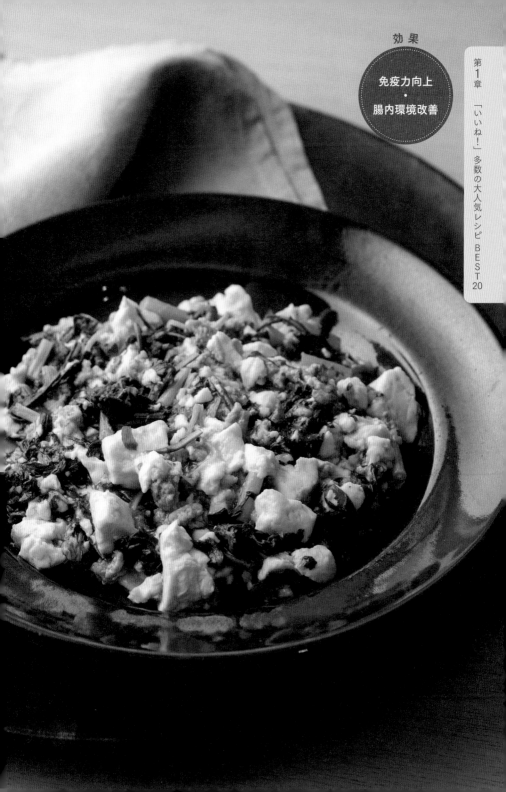

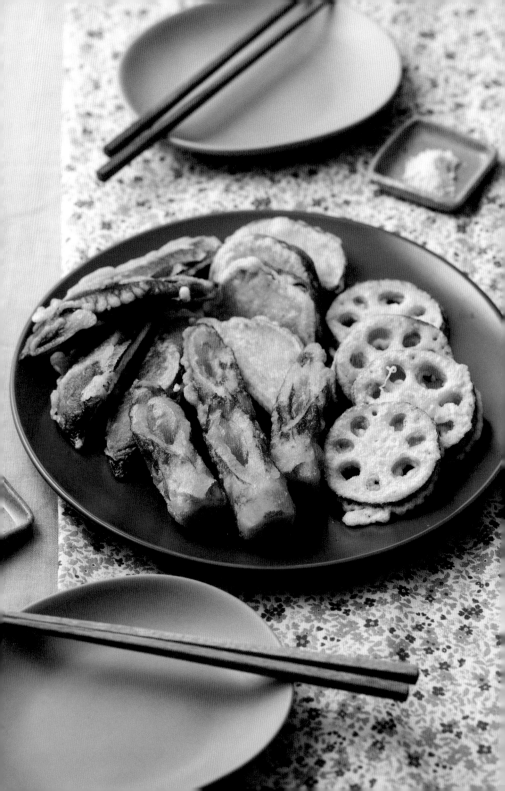

BEST 9

揚げない天ぷら

おうちで揚げると少し面倒な天ぷらを
揚げずに作れて、
衣薄めのサクサク食感に仕上がる
旬の食材で作っていただきたいレシピです。

○ 材料（2人分）

れんこん	小1個（100g）
なす	2本
さつまいも	1本
ちくわ	3本
A 薄力粉	大さじ4
片栗粉	大さじ4
酢	大さじ1/2
水	80ml
カレー粉	小さじ1
米油	適量
塩	少々

長生きPOINT

揚げないのにサクサク、衣薄めでヘ
ルシーな天ぷらです。衣にお酢を加
えることでサクッとした食感になり、
高温で調理するときの糖化予防にも
役立ちます。野菜はお好きなものに
代えてもOKです。

○ 作り方

1 れんこんは輪切りか半月切り、なすは縦4等分、さつまいもは輪切りか半月切り、ちくわは斜め半分に切る。

2 Aは混ぜ合わせる。

3 フライパンに米油を底から3〜4mm入れて弱〜中火で熱し、衣を垂らしてすぐに浮き上がってくるタイミングで、野菜を衣にくぐらせて並べる。両面に火が通ったら取り出し、油を切る。これを繰り返す。

4 残った衣にカレー粉を加え、ちくわに絡めてフライパンに入れる。箸で返しながら表面がカリッとするまで揚げ焼きし、取り出して油を切る。

5 器に盛り、塩を添える。

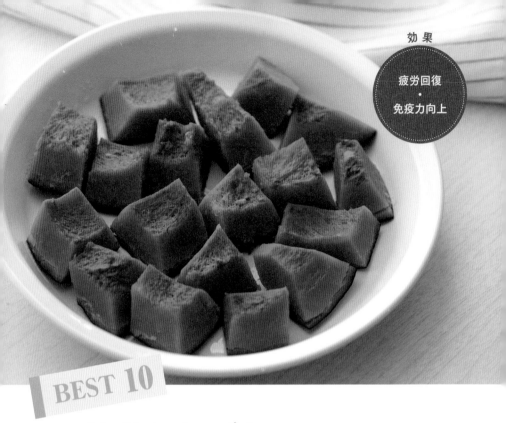

効果

疲労回復
・
免疫力向上

万能蒸しかぼちゃ

フライパンで蒸すからカンタン！
かぼちゃのおいしさを引き出します。

長生きPOINT

フライパンで蒸すことで甘くてほくほくのかぼちゃに！ かぼちゃは緑黄色野菜の代表で、疲労回復をはじめ、免疫力アップやガン予防、美肌に効果が期待できる栄養が含まれます。 かぼちゃには脂溶性のビタミンが含まれているので、油と一緒に摂ることで吸収がよくなりますよ。

○ 材料（作りやすい分量）

かぼちゃ	1/2 個
水	100ml

○ 作り方

1 かぼちゃは皮ごと 3cm 角に切る。

2 フライパンに皮を下にして並べ、水を加えてフタをする。中火にかけ、蒸気が上がったら弱火にし、竹串がスッと入るくらいまで、じっくり 15 ～ 20 分加熱する。

かぼちゃの
スイートサラダ

長生きPOINT

腸内環境を整えて美肌効果も期待できる、冷凍可能なかぼちゃのスイートポテト風サラダです。アーモンドは皮つきのものを使うことで皮の周りのポリフェノールがプラスされ、より抗酸化作用が高まります。ヨーグルトの乳酸菌やはちみつに含まれるオリゴ糖もお腹の健康に役立ちます。

美容効果たっぷりのかぼちゃサラダは、スープやコロッケにもアレンジ可能です。

○ 材料（作りやすい分量）

万能蒸しかぼちゃ	250g
アーモンド	30g
プレーンヨーグルト	大さじ3
はちみつ	適量
塩	少々

○ 作り方

1 ボウルに万能蒸しかぼちゃを入れて、フォークの背でつぶす。

2 ボウルに刻んだアーモンド、ヨーグルト、はちみつ、塩を加えて全体を混ぜる。

効果

腸内環境改善
・
美肌

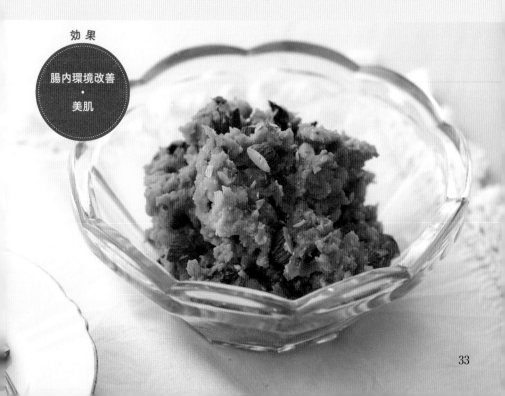

33

かぼちゃの ポテサラ風

きゅうりや卵がゴロゴロと入った
ポテトサラダ風のレシピです。

○ 材料（作りやすい分量）

万能蒸しかぼちゃ	300g
茹で卵	2個
きゅうり	1本
ツナ缶（オイル漬け）	1缶
マヨネーズ	大さじ2
塩・こしょう	各適量

○ 作り方

1 ボウルに万能蒸しかぼちゃを入れて、フォークの背でつぶす。きゅうりは縦半分に切り、斜め薄切りし、塩をふって水分が出たら絞る。茹で卵は大きめに刻む。

2 ボウルにきゅうり、茹で卵、ツナ缶をオイルごと加え、マヨネーズと塩・こしょうで味を調える。

長生きPOINT

栄養満点のかぼちゃにタンパク質を含んだ食材をプラスすることで、免疫力アップに役立ちます。またツナのオイルも一緒に使うことで、旨みが加わり、脂溶性のビタミンの吸収を高めるのにも効果的です。カロリーが気になる方はヘルシーマヨネーズを使ってください。

効果

免疫力向上

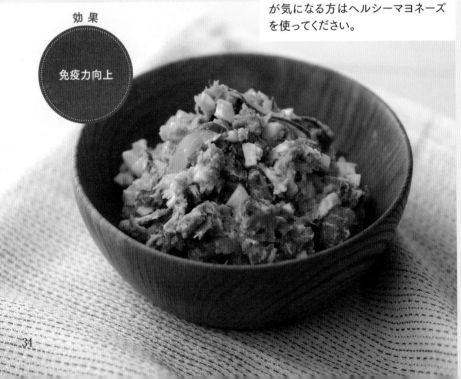

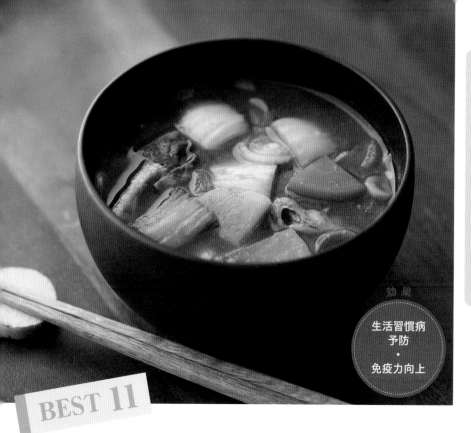

効果

生活習慣病
予防
・
免疫力向上

BEST 11

酒粕味噌汁

普段のお味噌汁に酒粕をプラスして
毎日の食事に酒粕を取り入れましょう。

○ 材料（作りやすい分量）

だし	2カップ
お好きな野菜	適量
油揚げ	1/2枚
味噌	大さじ2
酒粕	50g

○ 作り方

1 野菜と油揚げはそれぞれ食べやすい大きさに切る。

2 鍋にだしを入れて煮立て、野菜と油揚げを加えて煮る。火が通ったら酒粕を加えて溶かし、味噌を加えてひと煮立ちさせる。

長生きPOINT

食物繊維やタンパク質が豊富で、様々な健康効果が期待できる酒粕。具材はお好きなものを入れて、普段のお味噌汁に少し酒粕を足してあげるようなイメージで取り入れてみて。

35

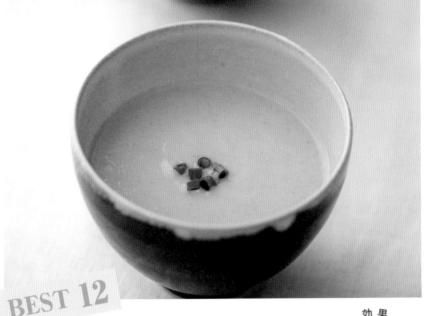

効果

腸内環境改善・代謝促進

善玉菌を増やす
ごぼうと酒粕のスープ

酒粕の味わいや香りが楽しめる
ポタージュスープです。

○ 材料（2人分）

ごぼう	1/2本（80g）
玉ねぎ	1/4個
酒粕	50g
水	300ml
オリーブオイル	適量
塩	小さじ1/2

長生きPOINT

ごぼう、玉ねぎ、酒粕で作るお腹の
健康に役立つスープです。ごぼうは
水溶性の食物繊維などを逃さないた
めに、水にさらさずに使用します。

○ 作り方

1 ごぼうはよく洗い、皮ごと斜
め薄切りにする。玉ねぎは薄
切りにする。

2 鍋にオリーブオイルを入れて
中火で熱し、ごぼうと玉ねぎ
を加えてサッと炒める。水を
加えて、野菜がくったりやわ
らかくなるまで煮る。

3 酒粕を加えて煮溶かし、5分
以上加熱してアルコールを飛
ばす。ミキサーかブレンダー
などでかく拌してポタージュ
状にする。塩で味を調える。

BEST 13

炊飯器で 大根の参鶏湯（サムゲタン）

具材を切って炊飯器で炊くだけの
カンタン調理でできる参鶏湯です。

○ 材料（作りやすい分量）

大根	300g
鶏もも肉	1枚（300g）
長ねぎ	1本
にんにく	3かけ
しょうが	1かけ

A
オートミール	大さじ3
鶏がらスープの素（顆粒）	大さじ1
塩	小さじ1弱
ごま油	大さじ1
水	3カップ

○ 作り方

1 鶏肉は大きめに切り分ける。大根は1.5cm厚さのいちょう切りに。長ねぎはめん棒で叩いてから2cm長さのぶつ切りにする。にんにくはめん棒で叩いて砕く。しょうがは薄切りにする。

2 炊飯器の内釜に全ての材料を加えて、通常通り炊飯する。

長生きPOINT

オートミールはもち麦、米、押し麦でも代用可能。3合炊き炊飯器の場合は材料を全て半量にしてください。香味野菜がたっぷりで、大根のビタミンCと合わせて免疫力を高めます。

効果

免疫力向上
・
美肌

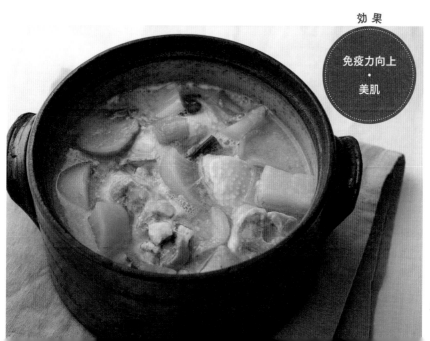

青梗菜の
しび辛鍋

チンゲンサイ

効果

免疫力向上
・
生活習慣病
予防

しびれるような四川風の辛さと
旨みがおいしいお鍋が
青梗菜・豆腐・豚ひき肉の
シンプル材料を煮るだけで出来上がり。

○ 材料（2〜3人分）

青梗菜	2株	ごま油	適量
豆腐	1丁	しょうが	大1かけ
豚ひき肉	200g	水	700ml
食べるラー油（辛いもの）		味噌	90g
	適量	粉末だし	大さじ1

○ 作り方

1 青梗菜は葉と茎を分けてざく切りにする。しょうが
はせん切りにする。

2 鍋にごま油をひいて熱し、しょうがを入れて炒め、
ひき肉を加える。火が通ったら水、味噌、粉末だし
を加えて混ぜ、青梗菜の茎と、豆腐を崩しながら加
える。火が通ったら葉の部分を加え、ラー油をたっ
ぷりのせる。

長生きPOINT

たった3つの材料で、免疫力を高めて冷えを予防するレシ
ピです。青梗菜はガンや生活習慣病予防に役立つβ-カロ
テンが非常に豊富で、ピーマンの6倍も含まれています。
材料で使用している「粉末だし」とは、天然だしの粉末の
ことで、素材のおいしさをやさしく引き出してくれます。だしパッ
クの中身で代用可能です。

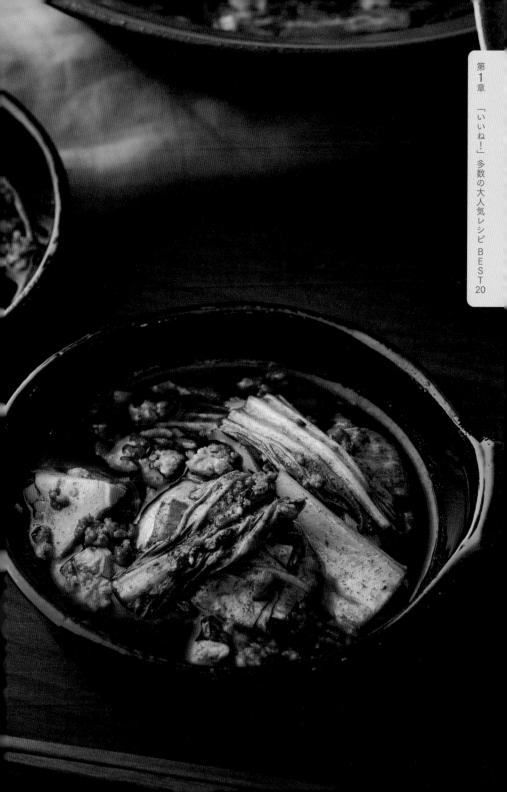

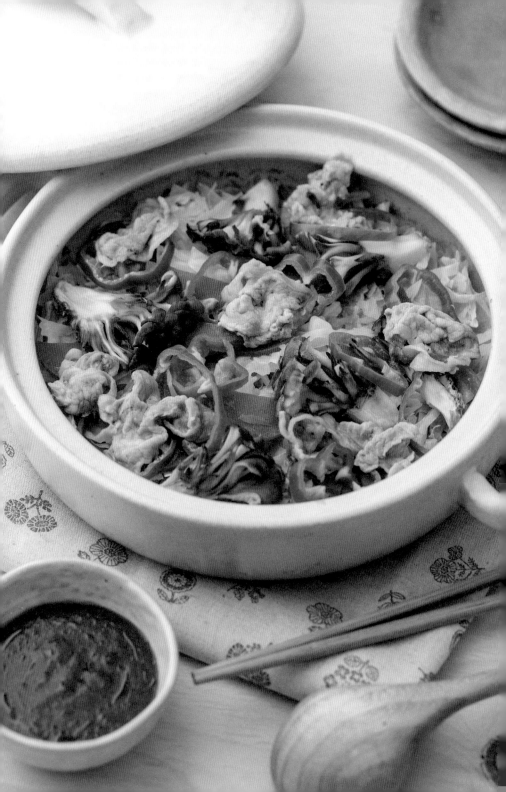

BEST 15

効果

動脈硬化予防
・
コレステロール
減少

蒸ししゃぶしゃぶ

フライパンでカンタンにできる
蒸し料理だから、お好きな野菜や
冷蔵庫の余り野菜でアレンジして楽しめる！
お肉や野菜の栄養を逃さずいただけます。

○ 材料（2人分）

キャベツ	1/4 個
にんじん	1/6 本
まいたけ	1/2 株
ピーマン	2 個
豚薄切り肉	160g
水	100ml
A 味噌	大さじ2
みりん	大さじ2
甜菜糖（てんさいとう）	小さじ1/2
しょうが（すりおろし）	大さじ1/2
ごま油	大さじ1/2
酢	大さじ1/2

○ 作り方

1 キャベツは細切り、にんじんは薄い半月切り、ピーマンは輪切りにする。まいたけは食べやすい大きさにちぎる。

2 フライパンにキャベツを広げ、他の野菜と豚肉をバランスよくのせる。

3 水を注ぎ入れ、フタをして全体に火が通るまで中火で蒸す。混ぜ合わせた A を添える。

長生きPOINT

野菜室を一掃できて、フライパンひとつでお肉や野菜の栄養素を逃さず仕上げる蒸し料理です。お肉の脂を気にして茹でる方も多いですが、野菜と同様に、お肉は茹でることでビタミン類などの栄養が流出してしまいます。お肉の脂には動脈硬化の予防を期待できる栄養素が含まれているので、適度に摂ることをお勧めします。

種ごと焼き旨
ピーマン

ピーマンの種やワタも丸ごと食べられる、
蒸し焼きだから食べやすい一品です。

○ 材料（作りやすい分量）

ピーマン	6個
しょうゆ	大さじ1
みりん	大さじ1
しょうが（すりおろし）	大さじ1/2
ごま油	適量
水	100ml

長生きPOINT

ピーマンはビタミンC含有量がトップ
クラスの野菜。1～2個食べること
で一日分のビタミンCを摂取できま
す。種やワタにも栄養素がたっぷり
含まれ、特に夏場のダメージをケア
する栄養素が豊富です。

○ 作り方

1 ピーマンをポリ袋に入れ、ひ
とつずつ手で押してつぶし、
ヘタの部分のみを取り除く。

2 フライパンにごま油をひいて
中火で熱し、ピーマンを並べ
入れて両面に焼き色がつくま
で焼く。水を加えてフタをし
て、蒸し焼きにする。

3 途中で水分がなくなったら差
し水をして硬さを調整し、ピー
マンが好みの硬さになったら
フタを取り、余分な水分を飛
ばしてからしょうゆ、みりん、
しょうがを加えて、煮汁を染
み込ませるように弱火で煮る。

効 果

疲労回復

血流促進

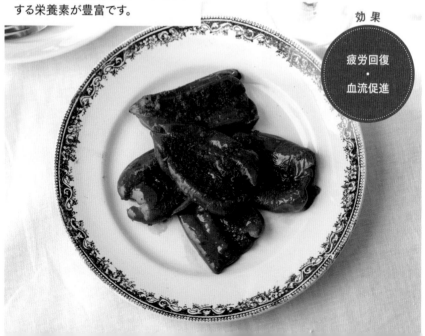

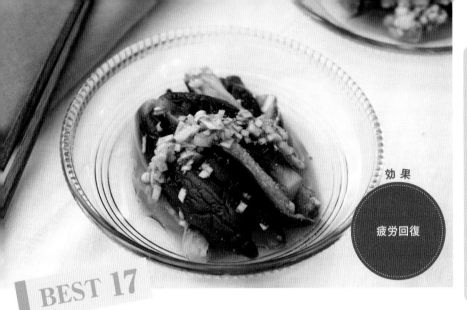

効果

疲労回復

BEST 17

なすの
ねぎポン漬け

なすの栄養を逃さず食べられる、
火を使わない手軽なレシピです。

○ 材料（2人分）

なす	3本
長ねぎ	10cm
ポン酢しょうゆ	大さじ3
ごま油	大さじ1
すりごま	大さじ1

長生きPOINT

火を使わずに、なすのおいしさと栄養を存分に楽しめる楽々作り置きです。なすの皮の紫色はナスニンという抗酸化物質。また種の付近に多い、切ってそのままにすると黒くなる成分はクロロゲン酸という抗酸化物質なので、水にさらさずに皮ごと使えば活性酸素の除去が期待でき、疲労回復に役立ちます。

○ 作り方

1 なすのヘタを取って大きめのラップでしっかり包み、電子レンジ（600W）で4分加熱する。ボウルに冷水をたっぷり入れ、加熱したなすをラップに包んだまま入れて粗熱を取る。

2 長ねぎはみじん切りにする。

3 なすが冷えたらラップから取り出し、手で縦にさいて食べやすい大きさにする。

4 ボウルになす、長ねぎ、ポン酢しょうゆ、ごま油、すりごまを加えて和える。

山いもの
フォカッチャ

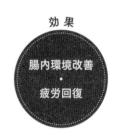

効 果

腸内環境改善
・
疲労回復

米粉と山いもを混ぜるだけで
もっちり生地が完成する、
フライパンで作れるグルテンフリーの
手作りフォカッチャです。

○ 材料（作りやすい分量）

山いも（皮をむいたもの）
.... 140g

A
米粉 70g
ベーキングパウダー
.... 小さじ 1/2
甜菜糖 .... 小さじ 2
塩 .... ひとつまみ

水（生地用）............... 大さじ 4 ～ 5
オリーブオイル（皿に塗る用）
.... 小さじ 2
水（フライパンに張る用）......... 適量
オリーブオイル、はちみつ
（お好みで）............... 各適量

長生きPOINT

山いもは胃腸の調子を整えたり、消
化を助けて疲労回復が期待できま
す。

○ 作り方

1 山いもはすりおろす。A は混
ぜ合わせておく。

2 ボウルに山いもと A を入れる。
水を加減しながら加え、ヘラ
で生地が持ち上がる程度の粘
りになるまで混ぜる。

3 耐熱皿にオリーブオイルを塗
り、2 を入れて広げ、さらに生
地表面にオリーブオイルを塗
る。

4 フライパンに水を張り、3 を皿
ごと入れてフタをする。中火
にかけ、蒸気が上がったら 10
分蒸す。竹串を刺して、生地
がついてこなければよい。

5 クッキングシートの上に 4 を
のせて切る。器に盛り、お好
みでオリーブオイルやはちみ
つを添える。

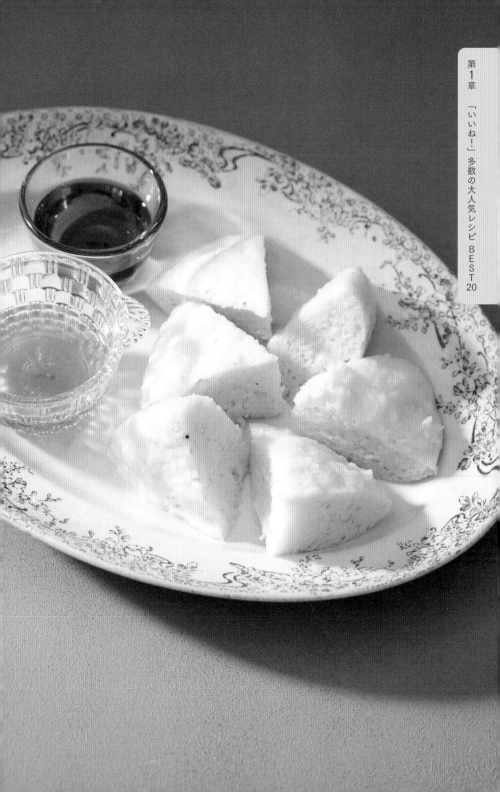

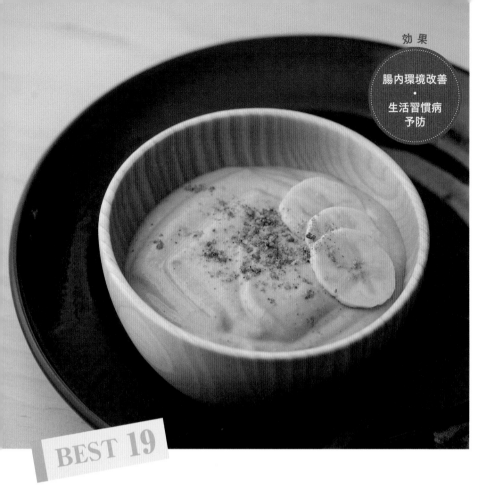

効果

腸内環境改善
・
生活習慣病
予防

BEST 19

酒粕のヨーグルト風

材料をミキサーで混ぜるだけ。
味わいがとっても奥深い一品です。

○ 材料（作りやすい分量）

酒粕	50g
豆乳	1カップ
バナナ	1本
すりごま	大さじ1

○ 作り方

1 トッピング用のバナナを残し、全ての材料をブレンダーで混ぜ、ピューレ状にする。

長生きPOINT

スムージーよりも少しとろみが強いので、あえてヨーグルト風と言わせていただいております。材料は混ぜるだけなので、生の酒粕を使えます。

BEST 20

さつまいもの
きな粉和え

低温で蒸して甘くなったさつまいもを
きな粉で和えて、素朴な味わいに。

○ 材料（作りやすい分量）

さつまいも	1本（250g）
きな粉	大さじ4
甜菜糖	大さじ1/2
塩	ひとつまみ
バター	10g
水	100ml

長生きPOINT

低GI食品で便秘解消、腸内環境
改善に役立つさつまいもは、低温で
じっくり蒸すことで、甘さを最大限に
引き出すことができます。

○ 作り方

1 さつまいもはよく洗い、皮ごと1.5cm厚さのいちょう切りにする。

2 フライパンにキッチンペーパーを2枚重ねて敷き、水を注ぐ。その上にさつまいもを並べてフタをし、弱火でじっくり蒸す。

3 さつまいもが爪楊枝がスッと入るくらいやわらかくなったらキッチンペーパーを取り除き、バターを加えて溶かす。中火にして、さつまいもにバターが絡むように軽くソテーし、余分な水分を飛ばす。

4 ボウルにきな粉、甜菜糖、塩を入れて混ぜ、**3**を加えて和える。

効 果

腸内環境改善
・
疲労回復

47

ウェルネスキッチン流!
食材の栄養を逃さず摂るコツ

• • •

普段の調理の中で当たり前のようにやっている工程が、実は食材の栄養を逃したり、捨ててしまっている場合も! 栄養を逃さず摂取できる調理法をお教えします。

ごぼうやれんこんは水にさらさない

アクを取ったり色が変わるのを防ぐために、切ったら水にさらすことが多いごぼうやれんこんですが、実はこの時に水溶性の栄養が溶けだしてしまっています。そのため、切っても水にさらさずにそのまま使うことをおすすめします。

できるだけ皮ごと、種ごと使う

さつまいもやにんじんなどの野菜は皮にも栄養素を含むため、よく洗って皮ごと調理しましょう。また、ピーマンは種やワタを取らずに、ヘタのみを取って丸ごと使います。そうすることで種やワタに含まれる、血流を促進したり、精神を安定させる働きがあるピラジンなどの成分を余すことなく摂取できます。苦みも意外と気になりませんよ。生ごみも減って一石二鳥です!

油で炒めて栄養を吸収しやすく

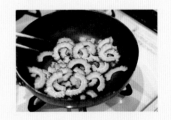

野菜の栄養素にはビタミン類やβ-カロテンなどの脂溶性のものが多くありますが、脂溶性の栄養素はそのまま食べても体にあまり吸収されません。しかし、油で炒めることで栄養素が油に溶け出し、体に吸収されやすくなります。

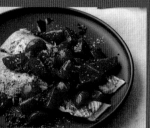
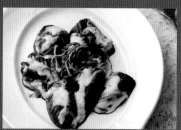
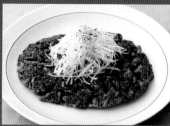

第 2 章

メイン食材3つ以内！
体が若返る
老化防止おかず

少ない食材で手軽に作れて、体がみるみる元気になる
レパートリーにぜひ取り入れていただきたい
レシピを集めました。

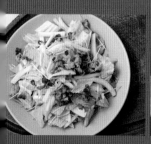
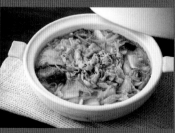
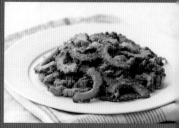

肉巻きしいたけ

半分に切ったしいたけに
豚肉と青じそを巻いて焼くことでボリュームアップ。
ジューシーなしいたけとチーズのコクで
シンプルなのにごちそう感のあるメインおかずに早変わり。

○ 材料（2人分）

しいたけ	大3個
豚薄切り肉	6枚
青じそ	6枚
ピザ用チーズ	30g
塩・こしょう	各適量
オリーブオイル	適量

長生きPOINT

しいたけのビタミンDとチーズのカルシウム、豚肉や青じそに含まれる栄養素の組み合わせで、効率よく骨を強くし、骨密度を高めることが期待できるレシピです。また、しいたけには生活習慣病を予防したり、アンチエイジングに効果が期待できる成分も含まれています。軸の部分は旨みが強いので、切り落とさずに使用しておいしさをアップします。

○ 作り方

1 しいたけは石づきの硬い部分を切り落とし、軸ごと半分に切る。豚肉に青じそを重ね、しいたけに巻きつける。

2 フライパンにオリーブオイルをひいて中火で熱し、1を入れて返しながら焼く。豚肉に火が通ったら塩・こしょうをふり、チーズをのせてフタをして、チーズが溶けるまで焼く。

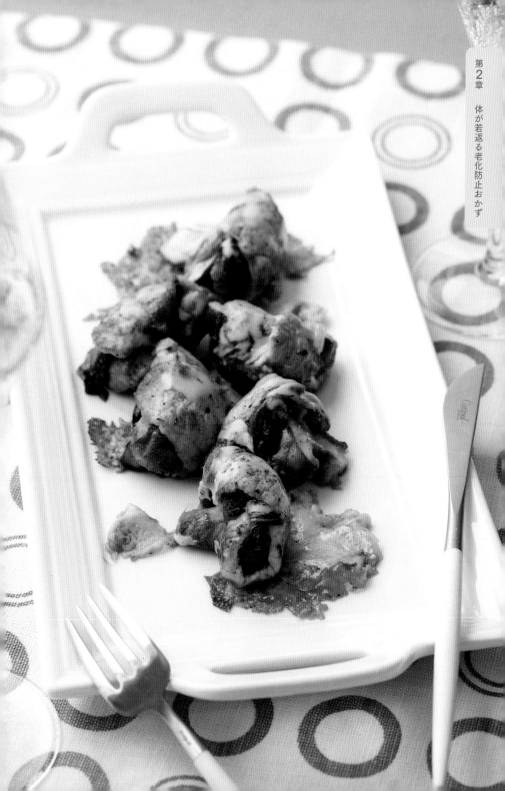

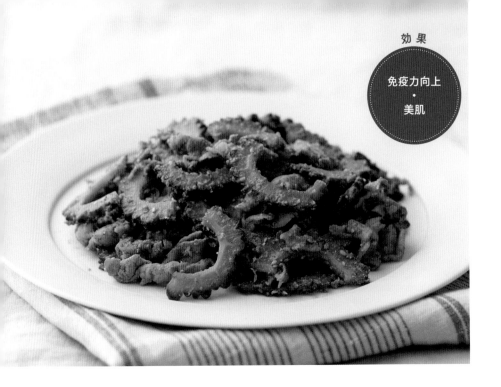

ゴーヤと
豚肉の
ごま味噌炒め

豚肉とゴーヤを油で炒めることで
栄養を逃さず苦みを抑えます。

○ 材料（2人分）

ゴーヤ	1/2本
豚薄切り肉	150g
すりごま	大さじ2
味噌	大さじ1
みりん	大さじ1
ごま油	大さじ1/2
しょうが（すりおろし）	小さじ1

○ 作り方

1 ゴーヤはサッと洗い、3mm厚さの半月切りにする。豚肉は2cm幅に切る。

2 フライパンにごま油をひいて中火で熱し、豚肉、ゴーヤの順に入れて炒める。味噌、みりん、しょうがを加えて混ぜ、すりごまを加えて全体を混ぜ合わせる。

長生きPOINT

ゴーヤの苦みを抑えて免疫力アップや美肌にも効果が期待できる調理法です。ゴーヤは水にさらすと栄養素が溶け出してしまうため、そのまま油で炒めましょう。

肉詰め
れんこん
ステーキ

厚く輪切りにしたれんこんに
ひき肉を詰めてボリューム満点！

材料（2人分）

れんこん	200g
豚ひき肉	160g
米油	適量
しょうゆ	大さじ1/2
にんにく（すりおろし）	小さじ1
七味唐辛子（お好みで）	適量

効果

疲労回復
・
免疫力向上

作り方

1 れんこんは皮ごと8mm厚さの輪切りにし、片面にひき肉を詰める。

2 フライパンに米油をひいて弱〜中火で熱し、**1**を肉の面を下にして並べる。ひっくり返しながら両面を焼く。

3 しょうゆとにんにくを混ぜ合わせてから全体にかけ、煮汁をしっかり両面に絡める。お好みで七味唐辛子をかける。

長生きPOINT

れんこんに含まれるポリフェノールであるクロロゲン酸という抗酸化物質が反応して切り口が黒ずみますが、水にさらしたりしないでそのまま使ってください。

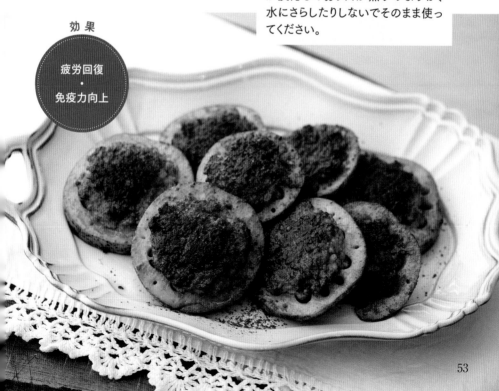

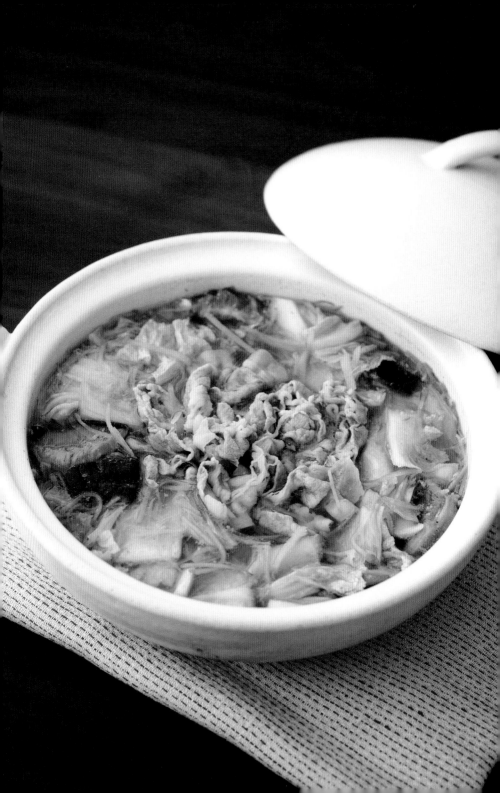

しょうが鍋

薬味になりがちなしょうがを
具材として入れることで
驚くほどたっぷり食べられるお鍋なので、
体がとっても温まる冬にぴったりのレシピです。

○ 材料（2人分）

豚薄切り肉	250g
白菜	1/4 株
しょうが	100g
干ししいたけ	3 枚
ごま油	大さじ 2
A　にんにく（すりおろし）	小さじ 1
しょうゆ	大さじ 1
みりん	大さじ 1
水	4 カップ
塩	小さじ 2

長生きPOINT

しょうがは食べ方で健康効果が変わ
り、加熱することで体を温める効果
がアップします。体の芯からポカポカ
になり、ピリッと染みる絶品鍋で免
疫力のアップを期待できますよ。

○ 作り方

1 しょうがはせん切りにする。白菜は白い芯をそぎ切りし、葉はざく切りにする。豚肉は食べやすい大きさに切る。

2 鍋にごま油をひいて熱し、しょうがを入れて炒め、しんなりしたら **A** と砕いた干ししいたけを加えて煮立てる。

3 白菜の芯、豚肉、白菜の葉の順に加えて、具材に火が通るまで煮る。

牡蠣と小松菜の
オイスターバター炒め

牡蠣の旨みが楽しめて、
小松菜と組み合わせて栄養バランス満点。
バターが香るシンプルな味つけでいただける、
ぜひ献立に加えていただきたい一品です。

○ 材料（2人分）

牡蠣	200g
小松菜	3株（150g）
バター	15g
しょうゆ	小さじ2
こしょう	適量
片栗粉	大さじ1

長生きPOINT

海のミルクといわれる栄養満点の牡蠣は、グリコーゲンや亜鉛をたっぷり保持し疲労回復に役立ちます。ミネラル豊富な緑黄色野菜である小松菜や、ビタミンAを含むバターとの組み合わせで、皮膚や粘膜の健康にも役立つ一品です。

○ 作り方

1 牡蠣はよく洗い、水気を切る。小松菜は4cm幅のざく切りにする。

2 フライパンは中火で熱し、バターを入れて溶かす。牡蠣を片栗粉をまぶしながら並べて両面を焼く。

3 小松菜を加えて炒め、しょうゆとこしょうを加えて味を調える。

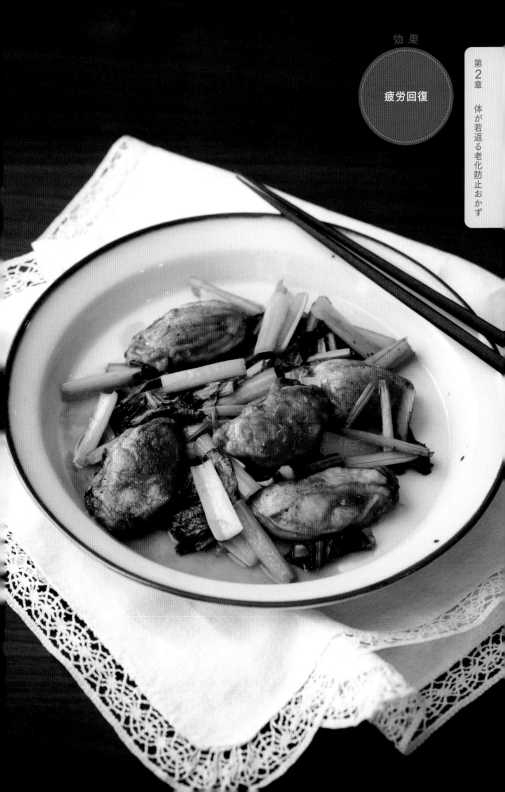

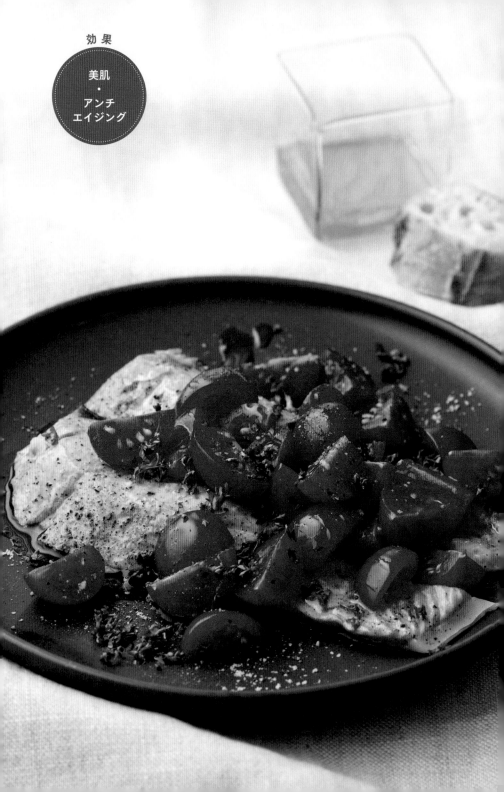

トマトと鮭の
レンジ蒸し

トマトをたっぷり食べられる、
レンジ調理で蒸すだけのカンタンなレシピです。
トマトと鮭、赤とピンクの色鮮やかな組み合わせが
食卓に彩りを添えてくれますよ。

○ 材料（2人分）

生鮭	2切れ	オリーブオイル	適量
ミニトマト	8個	酢	大さじ1
塩・こしょう	各適量	刻みパセリ	大さじ1

○ 作り方

1 耐熱皿に鮭をのせて塩をふり、ラップをかけて電子レンジ（600W）で3分加熱する。トマトは4等分に切る。

2 鮭にトマトをのせ、塩・こしょうをふり、酢をかける。オリーブオイルを回しかけ、パセリをふる。

長生きPOINT

トマトはむくみ解消に役立つカリウムや、抗酸化物質であり血流改善に役立つリコピンを含みます。また、魚類の中でも特に鮭はカリウムが多く、アスタキサンチンという赤い色素の抗酸化物質に血流改善効果があるので、トマトと鮭を組み合わせることで相乗効果が期待できます。

焼きサバと新玉ねぎの
たたき風

新玉ねぎ・青じそ・鰹節をのせて
塩サバが豪華なおかずに早変わり。

○ 材料（2人分）

塩サバ	半身分
新玉ねぎ	1/4個
青じそ	2枚
鰹節	適量
ポン酢しょうゆ	大さじ1/2

○ 作り方

1 塩サバは半分に切り、魚焼きグリルで焼く。新玉ねぎは薄切りにする。

2 皿に青じそを敷き、焼いたサバを並べ、新玉ねぎと鰹節をのせてポン酢しょうゆをかける。

長生きPOINT

サバの DHA、EPA と玉ねぎの硫化アリルを組み合わせることで、血液サラサラ効果が倍増します。焼き魚が豪華なメインおかずになる、栄養的にもおすすめのレシピです。

効果

脳の活性化
・
血流改善

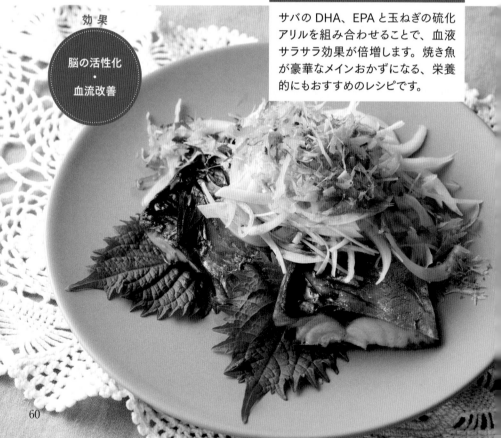

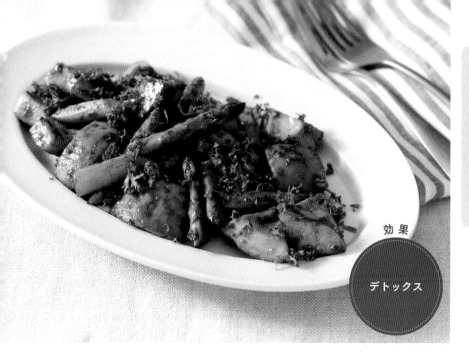

効果

デトックス

アスパラと アボカドの にんにく じょうゆ炒め

アスパラガスとアボカドを切って
にんにくじょうゆで炒めるシンプルレシピ。

○ 材料（2人分）

アスパラガス	1束
アボカド	1個
オリーブオイル	適量
にんにく（すりおろし）	小さじ 1/2
しょうゆ	小さじ 2

○ 作り方

1 アスパラガスはピーラーで根元 5cm の皮をむき、ひと口大に斜め切りにする。アボカドは皮と種を取り、ひと口大に切る。

2 フライパンにオリーブオイルをひいて中火で熱し、アスパラガスを入れて炒める。火が通ったらアボカドを加え、しょうゆとにんにくを混ぜてから加えてサッと炒める。

長生きPOINT

アスパラガスやアボカドを食べることで、冬場に溜め込んだ毒素を排出させ、スッキリ春を迎えるためのレシピです。

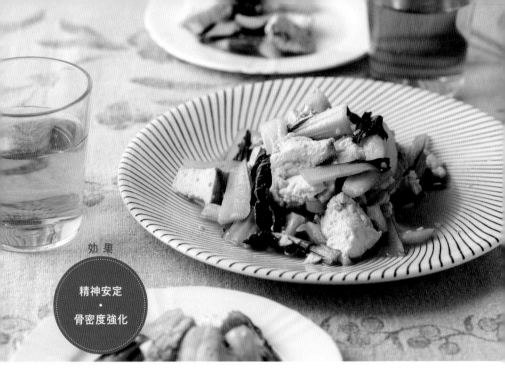

効果

精神安定
・
骨密度強化

青梗菜豆腐
チン ゲン サイ

青梗菜と豆腐を炒め合わせて
中華風の味つけに。
栄養バランスのいいひと皿です。

○ 材料（2人分）

青梗菜	2株
焼き豆腐（または木綿豆腐）	1丁
しょうゆ	大さじ1
鶏がらスープの素（顆粒）	小さじ1
米油	適量
ごま油	適量

長生きPOINT

青梗菜や小松菜は鉄やカルシウム
が豊富な野菜です。豆腐などのタン
パク質を加えるとより吸収がよくなり
ます。鉄やカルシウムはどちらも精神
を安定させるために重要です。

○ 作り方

1 青梗菜は葉と茎に分け、茎は半分の長さに切り、縦に1cm幅に切る。葉はざく切りにする。

2 フライパンに米油をひいて熱し、豆腐をちぎり入れ、崩しながら炒める。

3 青梗菜、しょうゆ、鶏がらスープの素を加え、仕上げにごま油を回しかけて、全体を混ぜる。

まいたけ
炒り豆腐

素朴な味わいがおいしい炒り豆腐。
まいたけとたっぷり鰹節の旨みで
ごはんが進みます。

○ 材料（2人分）

まいたけ	1株
木綿豆腐	1丁
しょうが	1かけ
めんつゆ（5倍濃縮）	適量
ごま油	大さじ1
鰹節	1袋

長生きPOINT

豆腐のタンパク質とまいたけに含まれるβ-グルカンで免疫力アップ。仕上げにたっぷりかけた鰹節が天然の旨みをプラスして食べ応えのある一品に。

○ 作り方

1 豆腐はキッチンペーパーで包み、軽く水を切る。

2 まいたけは1cm角に刻み、しょうがはせん切りにする。

3 フライパンにごま油をひいて熱し、しょうがを入れて炒め、まいたけを加えて炒める。しんなりしたら豆腐をちぎって加え、崩すように混ぜる。めんつゆで味を調える。

4 器に盛り、鰹節をのせる。

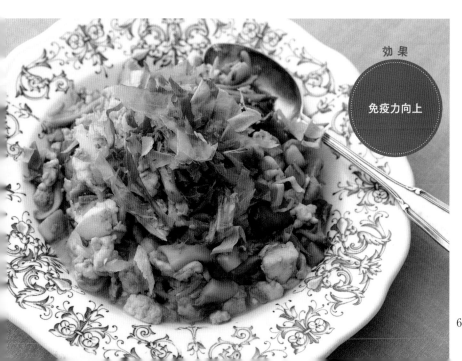

効果

免疫力向上

れんこんのステーキ

れんこんを砕いて
まとめて焼くことでステーキに。
サクサク & ホクホクの食感が楽しい、
ボリューム満点で甘辛い味つけの一品です。

○ 材料（2人分）

れんこん	300g
片栗粉	大さじ1
米油	適量
長ねぎ	1/2本
A ┌ しょうゆ	大さじ1
├ みりん	大さじ1
└ にんにく（すりおろし）	小さじ1
七味唐辛子（お好みで）	適量

長生きPOINT

れんこんは水にさらさずに使うことで、老化予防に役立つ栄養素を逃しません。また、よく洗って皮ごと使うことで皮の部分の食物繊維やポリフェノールも摂ることができます。

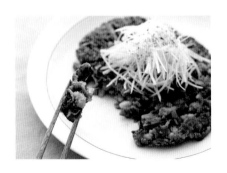

○ 作り方

1 れんこんは皮ごと3等分にし、ポリ袋に入れてひき肉のように細かくなるまでめん棒で叩く。片栗粉を加えて、全体をしっかり混ぜる。

2 Aは混ぜ合わせておく。長ねぎは細切りにする。

3 フライパンに米油をひいて中火で熱し、**1**を入れてヘラなどで形を整えながら楕円形にする。固まってきたらひっくり返して、両面を焼く。

4 フライパンを少し斜めに傾けてれんこんを端に寄せ、空いた部分に**A**を加えて煮立てる。スプーンでソースをれんこんにかけて、全体に絡める。

5 器に盛り、長ねぎをのせる。お好みで七味唐辛子をふる。

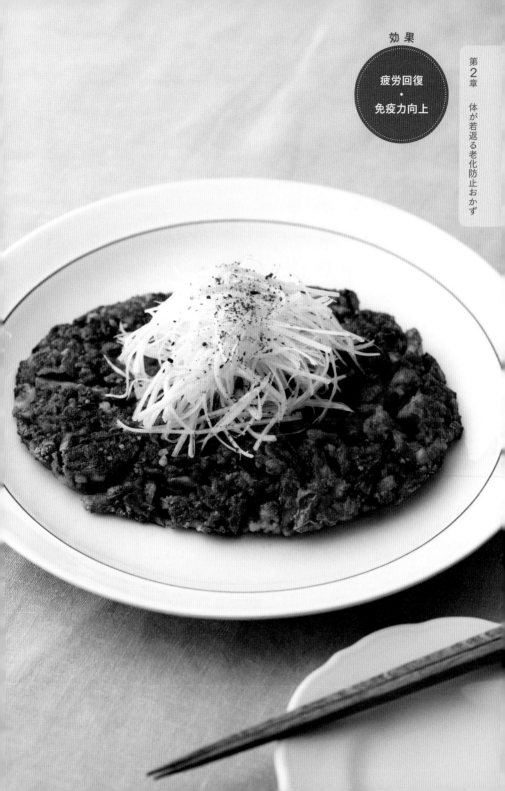

かぼちゃと
れんこんの
照り焼き

ホクホクのかぼちゃとシャキシャキのれんこんが相性ぴったりな照り焼きです。

○ 材料（2人分）

かぼちゃとれんこん
………………………… 合わせて250g
米油 ………………………… 適量
しょうゆ ………………… 大さじ1
みりん …………………… 大さじ1
青ねぎ（小口切り）………… 1本分

○ 作り方

1 かぼちゃは食べやすい大きさに、れんこんは皮ごと半月切りにし、どちらも7mm厚さに切る。

2 フライパンに米油をひいて弱～中火で熱し、かぼちゃとれんこんを並べる。両面を焼いて火が通ったら、しょうゆとみりんを加えて絡める。

3 器に盛り、青ねぎを散らす。

長生きPOINT

夏の疲れにはかぼちゃやれんこんなどの抗酸化物質を含んだ食材を摂りましょう！作り置きにもできるのでたっぷり作っておくと便利です。

効果

疲労回復
・
美肌

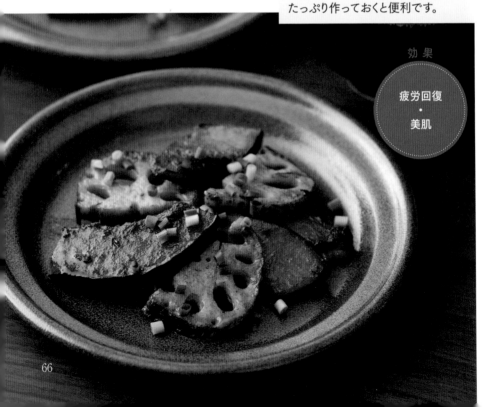

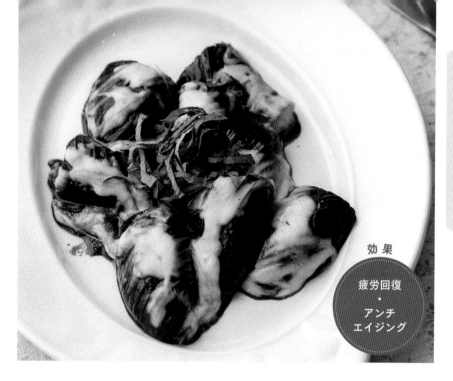

効果

疲労回復
・
アンチ
エイジング

なすのチーズ焼き

半分に切って焼いたとろとろのなすと
溶けたチーズが好相性。

O 材料（2人分）

なす	2本
オリーブオイル	適量
ピザ用チーズ	40g
青じそ	3枚
めんつゆ（5倍濃縮）	大さじ1

長生きPOINT

なすの紫色のもととなるナスニンは、
アントシアニンというポリフェノールの
一種。抗酸化成分が高いため疲労
回復や老化防止に効果的です。

O 作り方

1　なすはヘタを取り、縦半分に
したら斜めに隠し包丁を入れ、
さらに半分の大きさに切る。
青じそはせん切りにする。

2　フライパンにオリーブオイル
をひいて中火で熱し、なすを
皮目を下にして入れて焼く。
両面が焼けたらめんつゆを回
しかけて絡める。チーズをの
せてフタをする。

3　チーズが溶けたら器に盛り、
青じそを散らす。

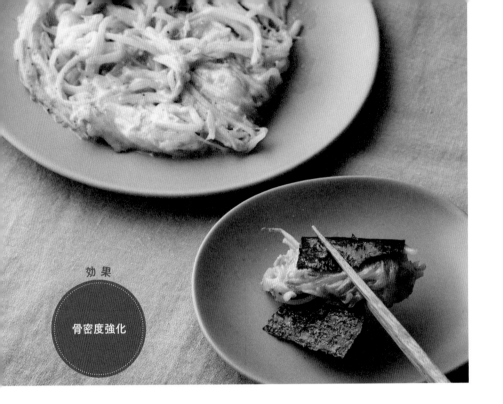

効果

骨密度強化

チーズもやし
の海苔巻き

もやしをチーズと混ぜて焼き、
海苔で巻いて食べる手軽な一品です。

○ 材料（2人分）

もやし	1袋
ピザ用チーズ	100g
塩・こしょう	各適量
海苔	1枚

長生きPOINT

もやしとチーズ、海苔の組み合わせ
が骨の健康に役立ちます。丈夫な骨
を作るためには、日々コツコツと栄
養を摂ることが大切です。

○ 作り方

1 フライパンにもやしを入れ、
上からチーズをかける。フタ
をして、中火で加熱する。

2 チーズが溶けてきたら全体を
混ぜて、塩・こしょうで味を
調える。そのまましばらく焼き、
底面のチーズに焼き色をつけ
る。

3 器に盛り、海苔を添える。海
苔を巻きながら食べる。

アルファルファと
しらすの若返りサラダ

栄養豊富なアルファルファを
しらすと粉チーズの旨みでシンプルに。

○ 材料（2人分）

アルファルファ	1パック
しらす	50g
粉チーズ	大さじ1
オリーブオイル	小さじ2
レモン汁	小さじ1
粗びき黒こしょう	少々
塩	少々

○ 作り方

1 皿にアルファルファをふんわり盛り、しらすをのせる。

2 オリーブオイルを回しかけ、レモン汁と塩をふる。粉チーズをかけて、黒こしょうをふる。全体を混ぜて食べる。

長生きPOINT

抗酸化物質が豊富なアルファルファと、ビタミンB群やタンパク質、カルシウムが豊富なしらすとチーズで、代謝力を高めるレシピです。二日酔い予防にも。

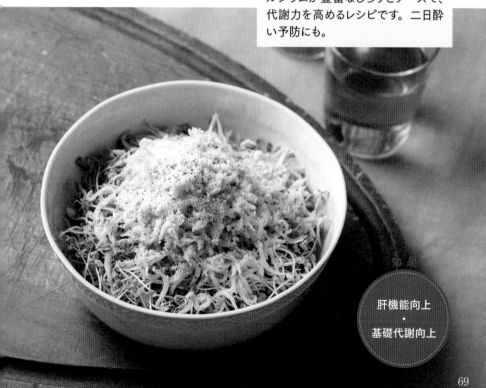

肝機能向上
・
基礎代謝向上

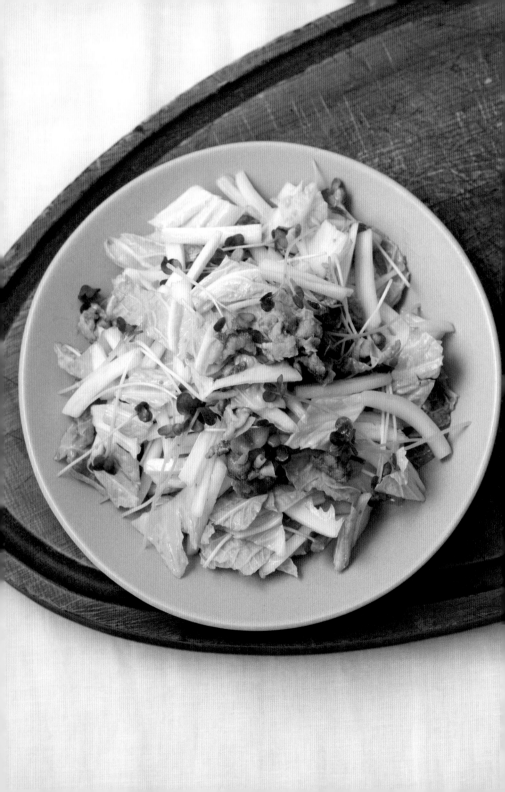

白菜のジンジャー
ポークサラダ

シャキシャキと歯ごたえがある生の白菜と
しょうがの利いた味つけの豚肉で
メイン級に食べ応えのある
お箸が進むサラダです。

○ 材料（2人分）

白菜	2枚（200g）
貝割れ大根	1/2パック
豚薄切り肉	100g
ごま油	大さじ1
しょうゆ	小さじ2
みりん	小さじ2
しょうが（すりおろし）	小さじ1
塩	少々
レモン汁（または酢）	小さじ1

長生きPOINT

白菜などのアブラナ科の野菜にはイ
ソチオシアネートという成分が含まれ
ていて、抗炎症や殺菌作用、免疫
力のアップに役立ちます。また、白
菜のビタミンCやβ-カロテンは感
染症予防にも効果的です。

○ 作り方

1. 白菜は葉と芯に分け、芯は5cm長さに切ってから繊維に沿って細切りにする。葉は食べやすい大きさにざく切りにする。豚肉は食べやすい大きさに切る。貝割れ大根は根元を切り落とす。

2. フライパンにごま油をひいて中火で熱し、豚肉を入れて炒める。火が通ったらしょうゆ、みりん、しょうがを加えて絡める。

3. ボウルに白菜と2を入れ、塩、レモン汁、貝割れ大根を加えて和える。

青梗菜と油揚げのサラダ
チンゲンサイ

青梗菜を生でおいしく食べられる
とってもカンタンに作れるサラダです。

○ 材料（2人分）

青梗菜 ································· 1株
油揚げ ································· 1枚
ポン酢しょうゆ ···················· 大さじ1
ごま油 ·························· 大さじ1/2

長生きPOINT

青梗菜には強い抗酸化作用があり、
ガンや生活習慣病の予防が期待で
きるβ-カロテンが豊富。ほかにもビ
タミンCやミネラルを多く含む、非
常に栄養価の高い食材です。

○ 作り方

1 青梗菜は茎と葉を分け、茎は縦に3等分してから長さを半分にする。葉はざく切りにする。油揚げはキッチンペーパーで余分な油をおさえ、オーブントースターで焼き色をつけて短冊切りにする。

2 ボウルに青梗菜、油揚げ、ポン酢しょうゆ、ごま油を入れて和える。

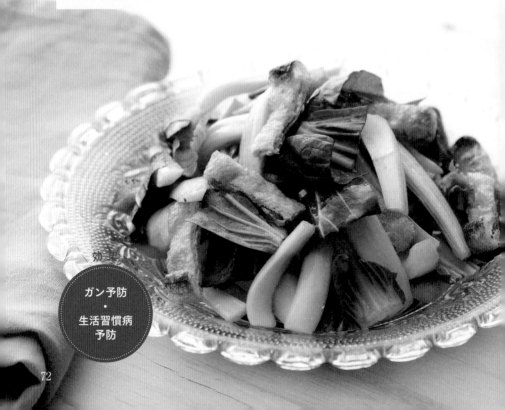

効果

ガン予防
・
生活習慣病
予防

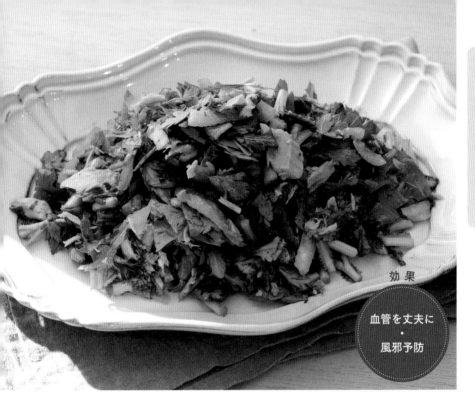

効果

血管を丈夫に
・
風邪予防

春菊の
チョップド
サラダ

実は生で食べてもおいしい春菊。
ヘルシーで香り高いサラダです。

○ 材料（2人分）

春菊	1束
ツナ缶（オイル漬け）	1缶
ゆず	1/4個
しょうゆ	小さじ1
こしょう	少々

○ 作り方

1 春菊は1cm長さに刻む。ゆずは種だけ取り除き、2～3cm長さの薄切りにする。

2 ボウルに春菊、ゆず、ツナをオイルごと入れ、しょうゆとこしょうを加えて和える。

長生きPOINT

ツナ缶はオイルごと使用することで、春菊に含まれる脂溶性の栄養素の吸収がよくなります。ゆずは種以外を丸ごと使うことで、ヘスペリジンという毛細血管を丈夫にする栄養素を摂ることができます。

茹で卵と じゃがいもの ビストロサラダ

茹で卵とじゃがいもがゴロッと入って
しっかり食べ応えのある
お店で食べるサラダのような
ごちそう感のある一品です。

○ 材料（3 〜 4 人分）

じゃがいも ················· 2 個（200g）
卵 ································· 2 個
クレソン ························· 1 束
A ┌ オリーブオイル ······· 大さじ 1
  │ 酢 ······················· 大さじ 1/2
  │ にんにく（すりおろし）
  │ ····························· 小さじ 1/2
  │ 塩 ······················· 小さじ 1/4
  └ こしょう ······················ 少々
粗びき黒こしょう ·················· 適量

長生きPOINT

様々な栄養が含まれる卵に唯一含まれないビタミンCをじゃがいもで補える、栄養バランスがパーフェクトなサラダです。クレソンはパセリや水菜などで代用しても OK です。

○ 作り方

1 じゃがいもはひと口大に切り、耐熱ボウルに入れてラップをかけ、電子レンジ（600W）で 4 分 30 秒加熱する。やわらかくなったらフォークの背で軽くつぶす。

2 沸騰した湯に室温に戻した卵を入れて 7 〜 8 分茹でる。殻をむいて 6 等分のくし形切りにする。

3 クレソンは 3cm 長さに切る。

4 A は混ぜ合わせてから **1** のボウルに加える。**2** とクレソンを加えてざっくり和える。

5 器に盛り、粗びき黒こしょうをふる。

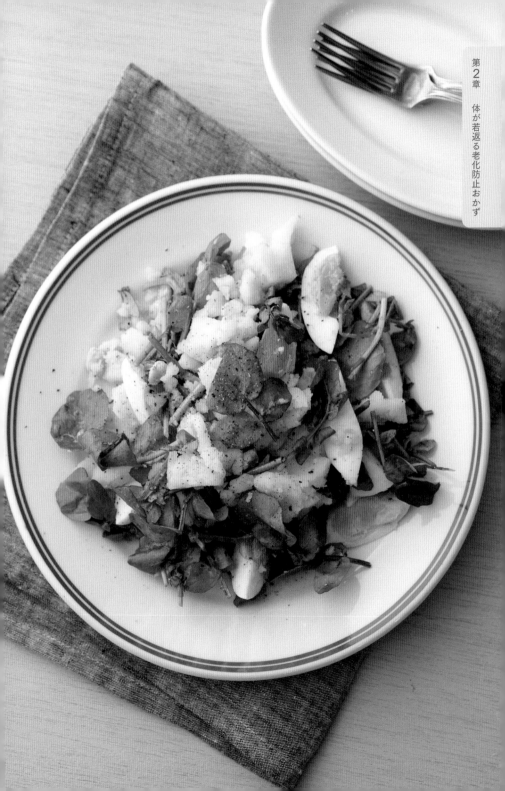

ウェルネスキッチン流!
食材を食べやすくするポイント

• • •

ビタミン、カルシウム、タンパク質などの栄養の吸収率は年を取るにつれて低くなります。栄養素の摂取が足りなくなると体力の衰え、筋肉量や認知機能の低下にも影響するため、工夫が必要です。

細切りにして食べやすく

にんじんなどの根菜は生のままや、大きめに切ると食べづらい場合も。しりしり器で細切りにしてサラダや漬物にすると、やわらかくなって食べやすく、表面積が増えるので味も染み込みやすくなります。

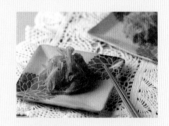

加熱調理でかさを減らす

キャベツなどの葉野菜は蒸してやわらかくすることでかさが減り、量をたくさん食べられるようになります。別の料理へアレンジもしやすくなるので、おすすめの調理法です。

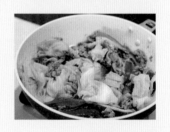

かく拌してスープやスムージーに

健康のために摂取したい食材があっても、どう調理していいか悩んでしまう場合は、ミキサーなどでかく拌して液状にしてしまうのも一手。スープやスムージーなどの飲み物として食事に取り入れることで、無理なく楽にチャレンジできますよ。

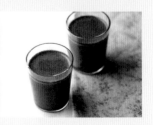

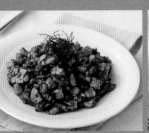
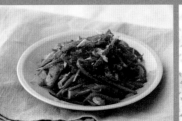
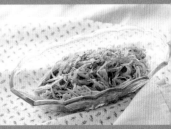

第 **3** 章

10分以内でできる！
毎日食べたい
作り置きレシピ

サッと短時間で作れる作り置きはアレンジもできて万能。
まとめて作って、忙しい時の救世主になる
おいしいレシピばかりです。

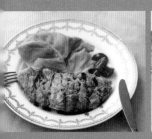
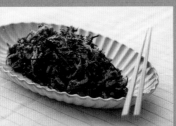
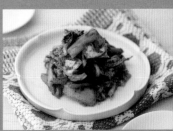

うまつゆ 漬けチキン

工程はとってもシンプル！
めんつゆをもみ込んで30分漬けて焼くだけで
絶品の鶏の照り焼きが完成する、
驚くほどカンタンなレシピです。

○ 材料（2人分）

鶏もも肉 ……………………………………………… 1枚
めんつゆ（5倍濃縮） …………………………… 大さじ1
オリーブオイル ………………………………………… 適量

○ 作り方

1 保存袋に鶏肉を入れ、めんつゆを注いでよくもみ込み、30分漬け込む。

2 フライパンにオリーブオイルをひいて中火で熱し、鶏肉を皮目を下にして入れ、火を弱めてじっくり両面を焼く。

長生きPOINT

めんつゆだけで仕上げる、さっぱりとした照り焼きです。鶏もも肉以外にブリや鮭を漬け込んでもおいしく仕上がりますよ。めんつゆの旨みを利かせることで、塩分を減らすことができます。

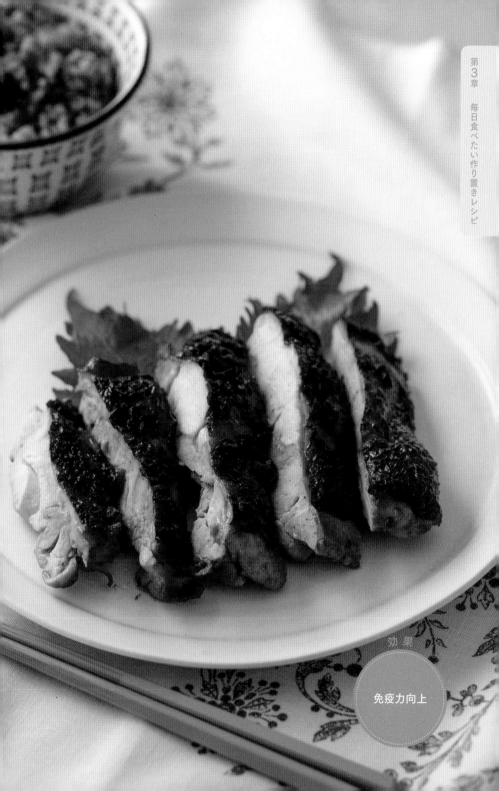

効果

免疫力向上

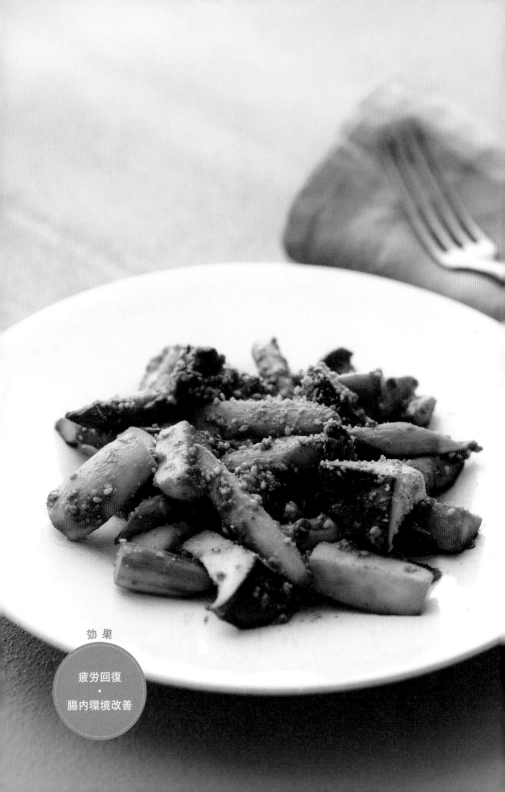

効 果

疲労回復
•
腸内環境改善

アスパラと
エリンギの炒め

アスパラガスとエリンギを
シンプルな炒め物に仕上げました。
ごはんのおかずにもお酒のおつまみにもぴったりな、
レパートリーに加えやすい一品です。

○ 材料（2人分）

アスパラガス	1束	みりん	小さじ2
エリンギ	2本	米油	適量
しょうゆ	小さじ2	すりごま	大さじ2

○ 作り方

1 アスパラガスは根元の皮5cmをピーラーでむいて、斜めに切る。エリンギはひと口大に切る。

2 フライパンに米油をひいて中火で熱し、アスパラガスとエリンギを入れて炒める。火が通ったらしょうゆ、みりん、すりごまを加えて全体を混ぜる。

長生きPOINT

アスパラガスのアスパラギン酸、きのこの食物繊維、ごまのゴマリグナンなど、肝臓のサポートや腸内環境を整える栄養素が豊富に含まれた食材を使った、シンプルな炒め物です。

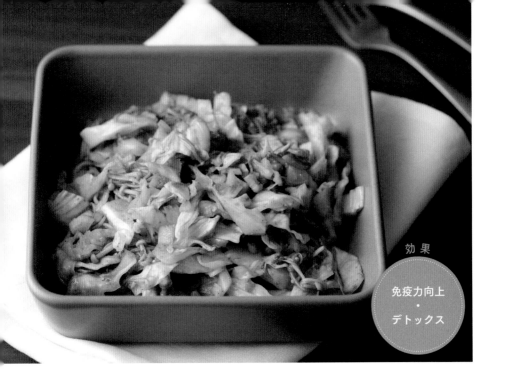

効 果

免疫力向上
・
デトックス

キャベツと
えのきの
レンジ蒸し

カレー風味で食べやすく、
レンジ調理であっという間に作れます。

〇 材料（作りやすい分量）

キャベツ	1/8個（230g）
えのきたけ	大1株（170g）
カレー粉	小さじ2
オリーブオイル	大さじ1と1/2
しょうゆ	小さじ2
塩	適量

〇 作り方

1 キャベツは細切りにする。えのきたけは根元を切り落としてほぐす。

2 耐熱容器にキャベツとえのきたけを入れてラップをふんわりかけ、電子レンジ（600W）で4分加熱する。カレー粉、オリーブオイル、しょうゆ、塩を加えて和える。

長生きPOINT

抗酸化物質やビタミンを多く含む野菜ときのこを組み合わせて、免疫力をアップする作り置きのレシピです。冷蔵庫の野菜をうまく組み合わせることで最強の常備菜になりますよ。

にんじんとひじきのごま炒め

にんじん・ひじき・ごまを
和風の味つけの炒め物に。

○ 材料（作りやすい分量）

芽ひじき	1袋（20g）
にんじん	1本
すりごま	大さじ3
ごま油	適量
めんつゆ（5倍濃縮）	大さじ1
みりん	大さじ1

長生きPOINT

β-カロテンたっぷりのにんじん、鉄
分・カルシウム・食物繊維が豊富な
ひじきにビタミンEや抗酸化物質が
豊富なごまを合わせたレシピです。

○ 作り方

1 芽ひじきはぬるま湯につけて
戻し、サッと洗って水気を切
る。にんじんはしりしり器や
チーズおろしなどで細切りに
する。

2 フライパンにごま油をひいて
中火で熱し、にんじんとひじ
きを入れて炒め、めんつゆと
みりんを加えて味を調える。
すりごまを加えて混ぜる。

効果

美肌
・
アンチ
エイジング

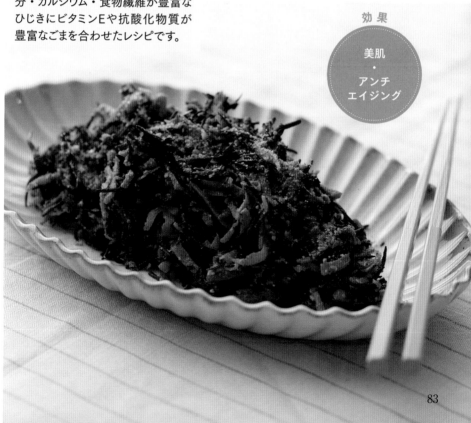

ピーマンと
にんじんの
きんぴら

彩りがきれいなきんぴらは、
油で炒めて栄養の吸収率をアップ。

○ 材料（作りやすい分量）

にんじん	小1本（180g）
ピーマン	4個（100g）
しょうゆ	大さじ1
甜菜糖（てんさいとう）	大さじ1/2
鰹節	1パック
ごま油	適量
七味唐辛子（お好みで）	適量

○ 作り方

1 にんじんは細切り、ピーマンは半分に切ってヘタを取り、種ごと縦に細切りにする。

2 フライパンにごま油をひいて中火で熱し、にんじんとピーマンを入れて炒める。火が通ったらしょうゆ、甜菜糖、鰹節とお好みで七味唐辛子を加えて混ぜる。

長生きPOINT

ピーマンの種には、ピーマン特有の苦みや風味をもたらす成分であるピラジンが含まれており、血液サラサラ効果が期待できます。にんじんも皮ごと使うことで、皮に含まれるβ-カロテンも摂ることができます。

効果

血流促進

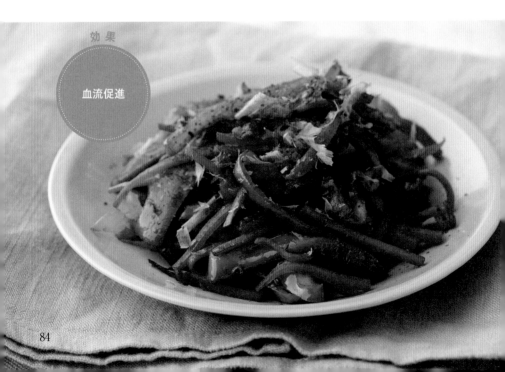

84

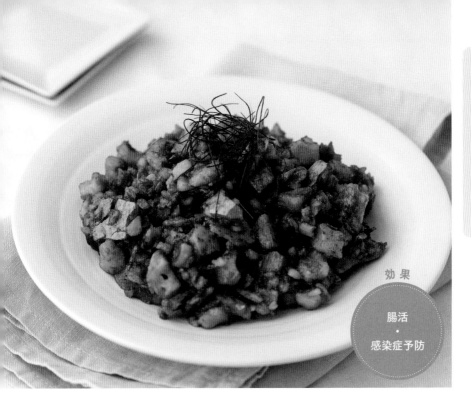

効果

腸活
・
感染症予防

もっちりれんこんそぼろ

○ 材料（作りやすい分量）

れんこん	300g
しょうゆ	大さじ1
みりん	大さじ1
甜菜糖（てんさいとう）	小さじ1
米油	適量

長生きPOINT

れんこんは腸管免疫を高める食物繊維や抗酸化作用のあるポリフェノールを豊富に含みます。また、ビタミンCも多く、風邪やインフルエンザなどの感染症予防にも役立ちます。

れんこんは叩いて焼くことで
サクサクとホクホクの食感が楽しめます。

○ 作り方

1　れんこんを3等分に切り、袋に入れて細かくフレーク状になるまでめん棒などで叩く。

2　フライパンに米油をひいて中火で熱し、れんこんを入れて炒める。

3　しょうゆ、みりん、甜菜糖を加えて全体に粘りが出るまで混ぜ、味をなじませる。

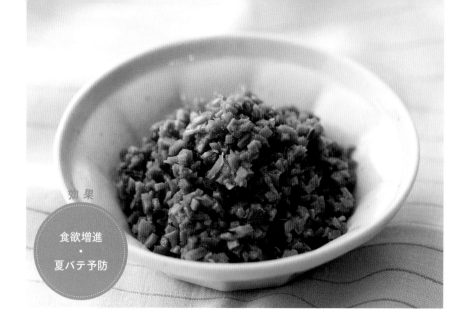

効果

食欲増進
・
夏バテ予防

おかず
新しょうが

ソテーしたなすに添えたり、
納豆と混ぜてもおいしいですよ。

○ 材料（作りやすい分量）

新しょうが	250g
長ねぎ	1/2本
赤唐辛子	2〜3本
しょうゆ	大さじ2
みりん	大さじ2
酢	大さじ1
ごま油	大さじ2

長生きPOINT

冷蔵で3〜4週間、冷凍で2か月
保存できます。食欲減退や夏バテ予
防におすすめな万能レシピです。

○ 作り方

1 新しょうがはスプーンで汚れ
た部分をそぎ、3mm角に切る。
長ねぎは粗く刻む。赤唐辛子
は種を取って刻む。

2 フライパンにごま油をひいて
中火で熱し、赤唐辛子を入れ
て炒め、長ねぎ、新しょうが
の順に加えて炒める。

3 しょうゆ、みりん、酢を加えて
余分な水分を飛ばしながら味
をなじませる。香りづけのご
ま油少々（分量外）を加えて、
具材をコーティングするよう
に混ぜる。

ゴーヤ きんぴら

シンプルな甘辛味で炒めることで
ゴーヤの苦みを抑えたきんぴらです。

○ 材料（作りやすい分量）

ゴーヤ	1本
ごま油	大さじ2
しょうゆ	大さじ1
みりん	大さじ1
甜菜糖（てんさいとう）	小さじ1
粉末だし	小さじ1/2

効 果

食欲増進
・
免疫力向上

○ 作り方

1 ゴーヤは縦半分に切って種とワタを取り、3mm厚さの半月切りにする。

2 フライパンにごま油をひいて中火で熱し、ゴーヤを入れて炒める。

3 しょうゆ、みりん、甜菜糖、粉末だしを加えて全体を混ぜて、味をなじませる。

長生きPOINT

ゴーヤの苦み成分は胃腸を刺激して食欲を促す作用があり、夏バテ予防に効果的です。また、ビタミンCを豊富に含むため、免疫力を高めたり美肌効果も期待できます。「粉末だし」とは、天然だしの粉末のこと。だしパックの中身で代用できます。

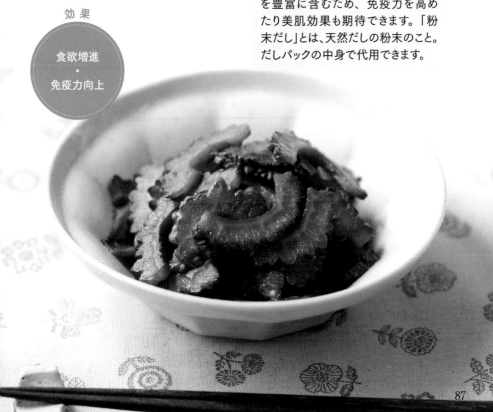

焼き長ねぎ

長ねぎをシンプルに焼くだけで
栄養成分を閉じ込めたレシピです。

材料（2人分）

長ねぎ	1本
しょうが	1かけ
米油	大さじ1
塩	ふたつまみ

効果

血流改善
・
高血圧予防

作り方

1 長ねぎは縦半分に切り、斜め薄切りにする。しょうがはせん切りにする。

2 フライパンに米油をひいて中火で熱し、しょうが、長ねぎの順に入れて炒める。しんなりしたら塩で味を調える。

長生きPOINT

長ねぎの健康効果をパワーアップして保存する、とっておきの方法です。冷凍なら長期保存も可能で、使いたい時にとっても便利。血液サラサラ、疲労回復、血圧や血糖値が気になる方にもおすすめです。

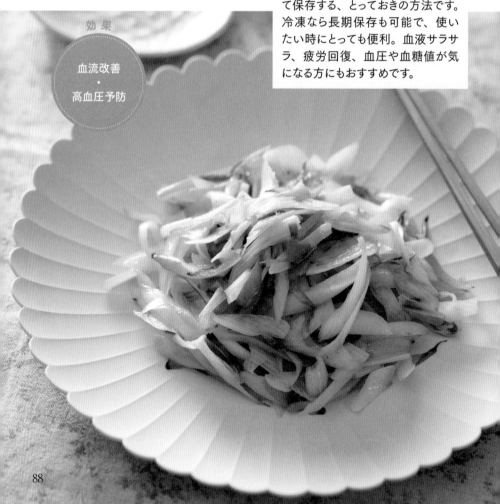

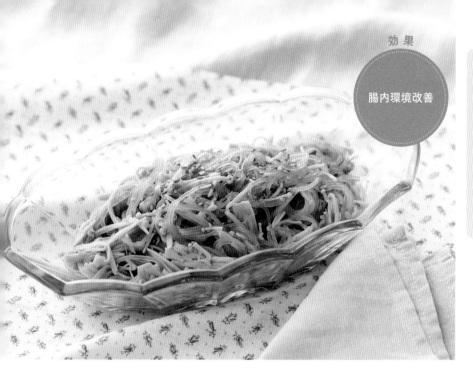

えのき春雨

えのきと春雨の食感があとを引く、
新感覚でお手軽な一品です。

○ 材料（2人分）

えのきたけ	大1株
春雨	30g
ごま油	小さじ2
めんつゆ（5倍濃縮）	大さじ1
酢	小さじ1
白炒りごま	小さじ2

長生きPOINT

えのきたけには内臓脂肪を減らした
り、脂肪の吸収を防ぐ働きがあるた
め、春雨と組み合わせてとってもロー
カロリーなおかずになります。また、
食物繊維が豊富なので腸内環境改
善にも役立ちます。

○ 作り方

1 えのきたけは根元を切り落とし、半分の長さに切ってほぐす。春雨は熱湯に入れてやわらかくなるまで戻したら食べやすい長さに切る。

2 フライパンにごま油をひいて中火で熱し、えのきたけを入れて炒める。

3 えのきたけがしんなりしたら春雨、めんつゆ、酢、白炒りごまを加えて混ぜる。

万能キャロット

乾燥肌の改善や感染症予防に！
美容効果が期待できる栄養たっぷりのにんじんを
シンプルな調理方法で食べやすくした
とっても手軽な作り置きです。

⚪ 材料（作りやすい分量）

にんじん ………………………………………… 2本
オリーブオイル …………………………… 大さじ2
塩 ………………………………………………… 少々

⚪ 作り方

1 にんじんはしりしり器やチーズおろしなどで細切りにする。

2 フライパンにオリーブオイルをひいて中火で熱し、にんじんを入れて好みの硬さになるまで炒めたら塩をふる。

長生きPOINT

抗酸化作用の高いβ-カロテンを多く含むにんじんがたっぷり食べられる、便利な作り置きです。β-カロテンは油と一緒に摂ることで吸収がよくなりますので、必ず油を使って炒めてください。

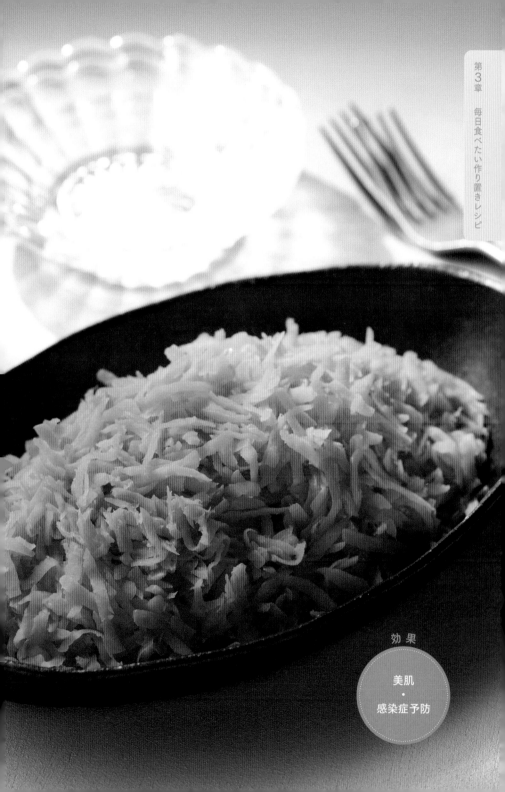

効 果

美肌
・
感染症予防

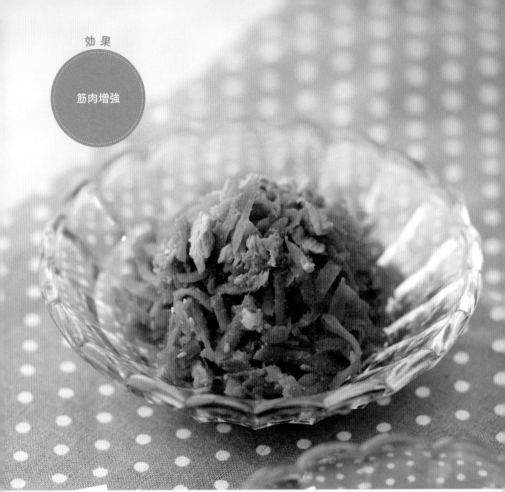

ツナキャロット

シンプルな味つけで和えるだけで
体に優しい副菜に。

○ 材料（作りやすい分量）

ツナ缶（オイル漬け）	お好きな量
万能キャロット	お好きな量
すりごま	適量
しょうゆ	少々

○ 作り方

1 ボウルに万能キャロット、油を切ったツナ、すりごま、しょうゆを入れて全体を和える。

長生きPOINT

ツナはタンパク質が豊富。筋肉の成長や修復に不可欠な栄養素なので強い体を作るのに欠かせません。ツナとごまを加えることで旨みと栄養、風味がアップします。

アレンジ

キャロット
オムレツ

万能キャロットを卵と混ぜて焼くだけ！
ソースをかけるのがおすすめです。

○ 材料（作りやすい分量）

卵	お好きな量
万能キャロット	お好きな量
米油	適量
ソース（お好みで）	適量

効果

疲労回復

○ 作り方

1 ボウルに卵と万能キャロットを入れて混ぜる。

2 フライパンに米油をひいて熱し、**1**を入れて全体が半熟になるまで炒めたらオムレツ状に包んで焼く。

3 器に盛り、お好みでソースをかける。

長生きPOINT

栄養バランスのいい卵との組み合わせでおいしいオムレツです。お弁当のおかずなどにもおすすめですよ。

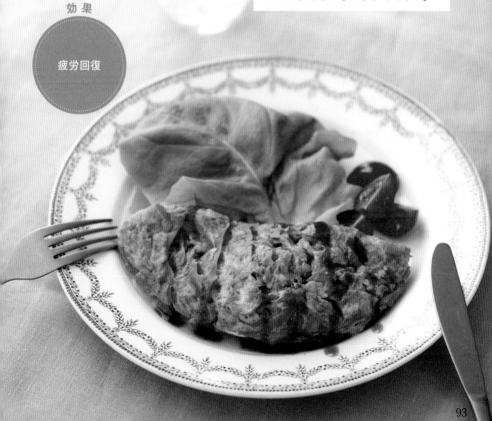

にんじんの
ヨーグルト
漬け

ヨーグルトに漬けるだけの
手軽で爽やかなお漬物です。

○ 材料（作りやすい分量）

にんじん ……………… 2本（450g）
プレーンヨーグルト ………………… 200g
塩 ……………………………… 小さじ1/2

○ 作り方

1 にんじんはしりしり器やチーズおろしなどで細切りにし、ボウルに入れる。

2 ヨーグルトと塩を加えて混ぜ、冷蔵庫で2～3時間寝かせる。

長生きPOINT

にんじんの食物繊維とヨーグルトの乳酸菌などが腸内環境を整えてくれます。また、血糖値の上昇をゆるやかにしたり、骨を強くするのを助けるなど、様々な効果が期待できますよ。

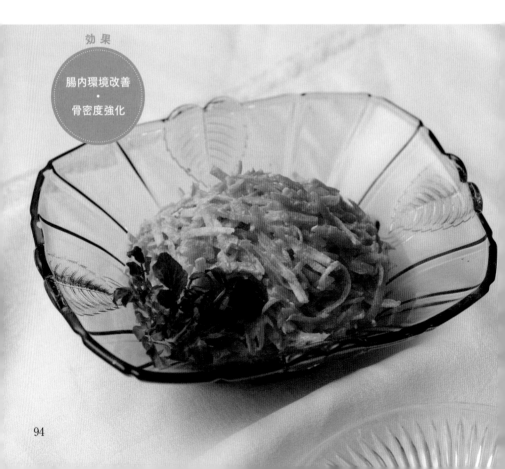

効果

腸内環境改善
・
骨密度強化

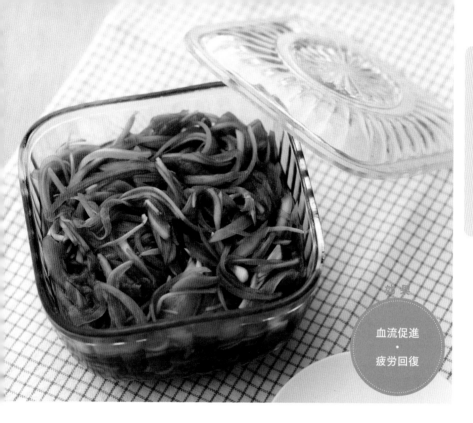

効果

血流促進
・
疲労回復

玉ねぎの
調味酢漬け

お肉やお魚に添えるのもおすすめな
さっぱりと食べられる玉ねぎ漬けです。

○ 材料（作りやすい分量）

玉ねぎ	大１個
酢	100ml
しょうゆ	50ml
甜菜糖（てんさいとう）	大さじ 1/2
赤唐辛子	１本

○ 作り方

1　玉ねぎは薄切りにして、保存容器に入れる。

2　鍋に酢、しょうゆ、甜菜糖、赤唐辛子を入れて煮立て、保存容器内の玉ねぎにかけて、味がなじむまで漬ける。

長生きPOINT

玉ねぎなどのツンと刺激のある野菜には、体内に侵入した毒素や悪いものを早く分解して排出させる硫黄化合物という成分が含まれます。赤唐辛子は種を入れるとより辛くなるので、お好みの量を入れてください。

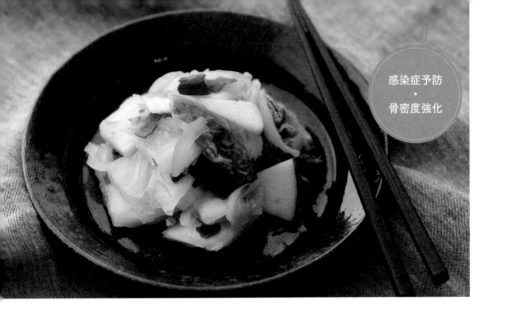

白菜と
りんごの
浅漬け

ついつい箸がのびるお漬物です。
ゆずとりんごがとっても爽やかですよ。

感染症予防
・
骨密度強化

○ 材料（作りやすい分量）

白菜	1/4 株 (600g)
塩	12g（白菜の2%）
りんご	1/4 個
ゆず	1/2 個
だし用昆布	20cm
赤唐辛子	2 本

○ 作り方

1 白菜はざく切りにし、塩をもみ込む。保存袋に入れてギュッと押し、水が出てきたら絞る。

2 ゆずは種を取り、果実ごと薄く刻む。りんごはいちょう切りにする。昆布はキッチンばさみで刻む。赤唐辛子は種を取ってちぎる。

3 1にゆず、りんご、昆布、赤唐辛子を加え、全体を混ぜ合わせて密封したら冷蔵庫で3時間寝かせる。

長生きPOINT

砂糖を使わない、保存袋で作れる白菜漬けです。白菜はビタミンやミネラルなど、感染症予防や骨の健康に役立つ栄養が含まれるため、食べる習慣をつけるといいですよ。

ゆず大根

たった10分漬けるだけの即席お漬物。
ゆずがお好きな方におすすめです。

○ 材料（作りやすい分量）

切り干し大根	30g
ゆず	1/2個
熱湯（切り干し大根の戻し用）	100ml
だし用昆布	10cm

A
- 酢 …… 大さじ4（ゆず果汁含め）
- 熱湯 …… 大さじ2
- はちみつ …… 小さじ2
- 塩 …… ふたつまみ

長生きPOINT

果物の中でもトップクラスのビタミンC含有量であるゆず。血流を促進したり、末梢血管を強化する効果が期待できます。また、切り干し大根にはビタミンB群が含まれているので、疲労回復などに役立ちます。

○ 作り方

1 切り干し大根をサッと洗い、よく絞る。ボウルに入れて熱湯をかけ、ラップで落としブタをして10分蒸らす。ゆずは果汁を絞り、薄皮ごと薄切りにする。昆布はキッチンばさみで細切りにする。

2 別のボウルにAを入れて混ぜ合わせ、昆布とゆず、水気を絞った切り干し大根を加えて和える。

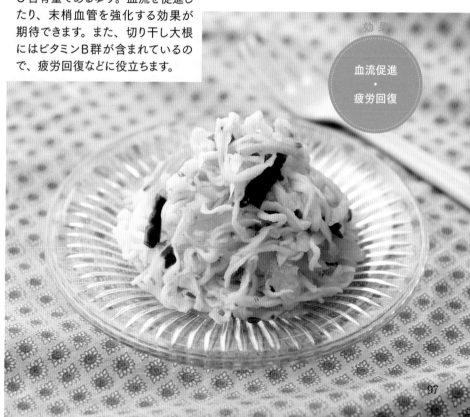

効果

血流促進
・
疲労回復

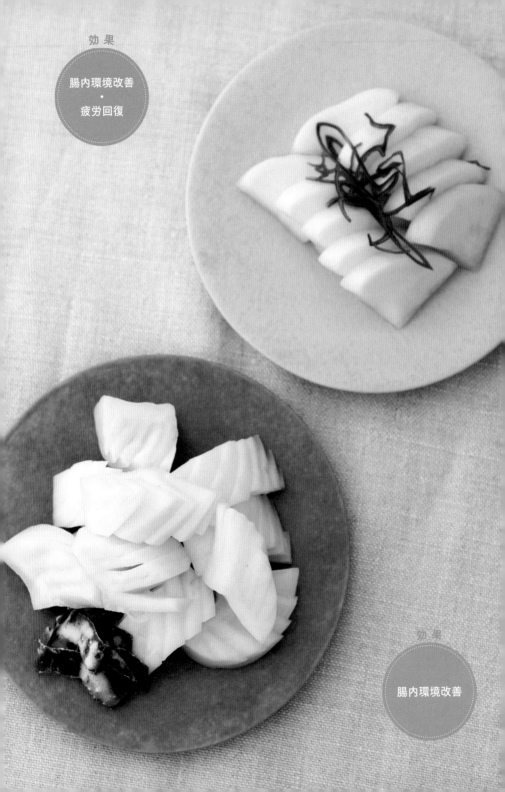

たくあん
（昆布漬け）

天日干しや塩漬けなし！
甘さ控えめでごはんにも合いますよ。

○ 材料（作りやすい分量）

大根	700g
塩	21g（大根の重さの3％）
酢	21g（大根の重さの3％）
甜菜糖	35g（大根の重さの5％）
切り昆布	3g

○ 作り方

1 大根は縦に4等分に切る。

2 大きめの保存袋に大根、塩、酢、甜菜糖、昆布を入れて漬け込む。袋を二重にし、冷蔵庫で3日〜1週間漬ける。

長生きPOINT

市販のお漬物は塩分や着色料、添加物などが気になったりしますが、手作りなら自分の好みの味に仕上げられるのでとってもおすすめです。

たくあん
（ヨーグルト漬け）

保存袋でぬか漬けより手軽に作れる、とっても爽やかなお漬物です。

○ 材料（作りやすい分量）

大根	1/2本
プレーンヨーグルト	200g
塩	小さじ2
だし用昆布	1本

○ 作り方

1 大根は縦に4等分し、深めに切り込みを入れて軽く塩少々（分量外）をもみ込んでおく。だし用昆布は1cm幅に刻む。

2 保存袋に大根、プレーンヨーグルト、塩、だし用昆布を入れて、冷蔵庫で3日漬ける。食べる際はサッと洗うかキッチンペーパーでおさえる。

長生きPOINT

冷蔵庫に3日置いて乳酸発酵させるお漬物です。ぬか漬けだと手間がかかりますが、このレシピだと手軽に作れますよ。大根以外のお野菜でもおいしく作れるので、ぜひいろいろ試してみてくださいね。

キャベツの
キムチ

ポリ袋で作れるカンタンなキムチ。
どんな野菜でも作れてすぐ食べられます。

○ 材料（作りやすい分量）

キャベツ		1/4 個
にんじん		1/6 本（30g）
小松菜		1 株（50g）
塩		小さじ 1
A	梅干し	大 1 と 1/2 個分
	味噌	大さじ 1
	粉唐辛子	大さじ 2
	にんにく（すりおろし）	大さじ 1/2
	はちみつ	小さじ 2

○ 作り方

1 キャベツは芯を取ってざく切りにし、大きめのポリ袋に入れる。塩を加えてもみ込む。

2 にんじんは細切り、小松菜は3cm 幅に切る。**1**に加えてよく混ぜ、空気を抜いて密封し、なじませる。

3 キムチの素を作る。梅干しは種を取り包丁で細かく刻んでたたき、**A**のその他の材料を加えて混ぜ合わせる。

4 **2**に**3**を加えてよくなじませる。

長生きPOINT

キムチは白菜や大根、きゅうりなどを使いますが、お漬物と考えたら実はどんなお野菜でも作れるんです。作ってすぐに食べても、少し置いて発酵させてもおいしく食べられます。

効果

血流促進

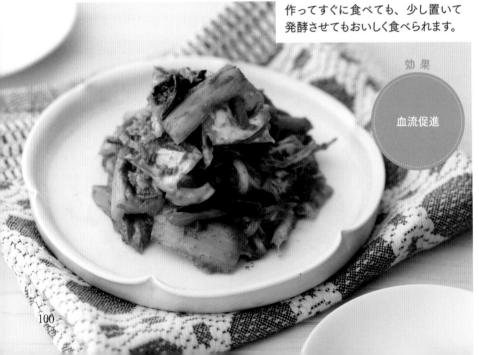

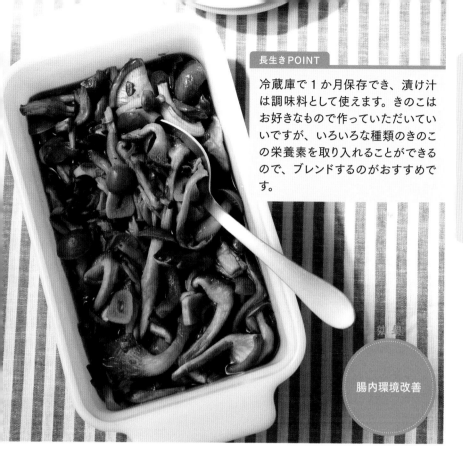

長生きPOINT

冷蔵庫で1か月保存でき、漬け汁は調味料として使えます。きのこはお好きなもので作っていただいていいですが、いろいろな種類のきのこの栄養素を取り入れることができるので、ブレンドするのがおすすめです。

腸内環境改善

腸活きのこ

3分漬けるだけのとっても手軽なにんにくしょうゆ漬けです。

○ 材料（作りやすい分量）

お好きなきのこ（ひらたけ、
　　エリンギ、しいたけ、しめじなど）
　　　　　　　　　　 500〜600g
しょうゆ ……………………… 120ml
みりん ………………………… 100ml
酢 ……………………………… 60ml
にんにく …………………… 2かけ
赤唐辛子 …………………… 2本

○ 作り方

1　きのこは食べやすい大きさに切る。にんにくは輪切り、赤唐辛子は種を取って輪切りにする。

2　鍋にきのこ以外の全ての材料を入れて煮立てたら、きのこを加えて火を通す。

3　火を止めて粗熱を取り、清潔な保存用器などに移す。

101

ウェルネスキッチン流！
料理に栄養をプラスするひと工夫

• • •

栄養バランスを考えて日々の献立を考えるのはもちろん、さらにひと手間を加えたり、選ぶものを工夫することでより多くの栄養を摂取でき、丈夫な体作りにつながります。

調味料はこだわって選ぶ

毎日、どんな料理にも使う調味料こそこだわってみてください。例えば私の場合、お味噌は熟成したものを愛用しています。他のお味噌よりもさらに栄養豊富なので、具材をたくさん入れてお味噌汁にするだけでも栄養バランスのいい食事になります。

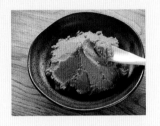

良質な油を使う

炒めたり、そのままかけて使う油にもぜひこだわってみてください。本書のレシピではオリーブオイルや米油を使用しています。

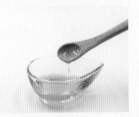

仕上げにすりごまをふる

すりごまを仕上げにふることで、ごまの香りをプラスできるだけでなく、抗酸化作用があるビタミンE、代謝をよくするビタミン類などの栄養素も摂ることができます。少量とはいえ、ちりも積もれば山となりますので、日々のおかずの仕上げに取り入れてみませんか。

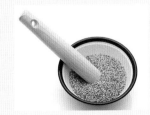

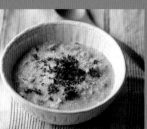
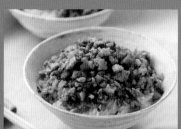
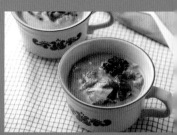

第 4 章

栄養バランスがパーフェクト！
このひと皿があれば
安心なごはん＆スープ

一日に摂りたい栄養素を網羅したレシピは、
特に朝ごはんやランチにぴったり。
3食でトータルの栄養バランスを整えることを目指しましょう。

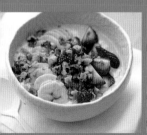
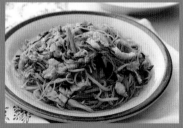
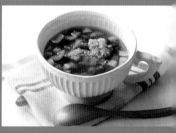

五目鶏そぼろ
ごはん

温かいごはんにたくさんのせて
丼のようにして食べられる鶏そぼろのレシピ。
お肉と野菜がたっぷり入っていて彩りがよく、
栄養満点でやさしい味わいです。

○ 材料（2人分）

鶏ももひき肉	80g	しょうゆ	大さじ 1/2
にんじん	1/6 本（30g）	みりん	大さじ 1/2
ピーマン	1個（30g）	米油	適量
しいたけ	2枚（30g）	温かいごはん	2人分
長ねぎ	1/4 本（50g）		

○ 作り方

1 にんじん、ピーマン、しいたけ、長ねぎはみじん切りにする。

2 フライパンに米油をひき、ひき肉とにんじんを入れて炒め、ひき肉に火が通ってきたら残りの野菜を加えて火を通す。しょうゆとみりんを加え、余分な水分を煮詰めて全体を絡める。

3 器に温かいごはんを盛り、2の五目そぼろをのせる。

長生きPOINT

肉と野菜をバランスよく摂ることができるおかずそぼろ。単品献立でもしっかり栄養素が摂れる便利な作り置きです。ごはんや麺の上にたっぷりのせてお召し上がりください。

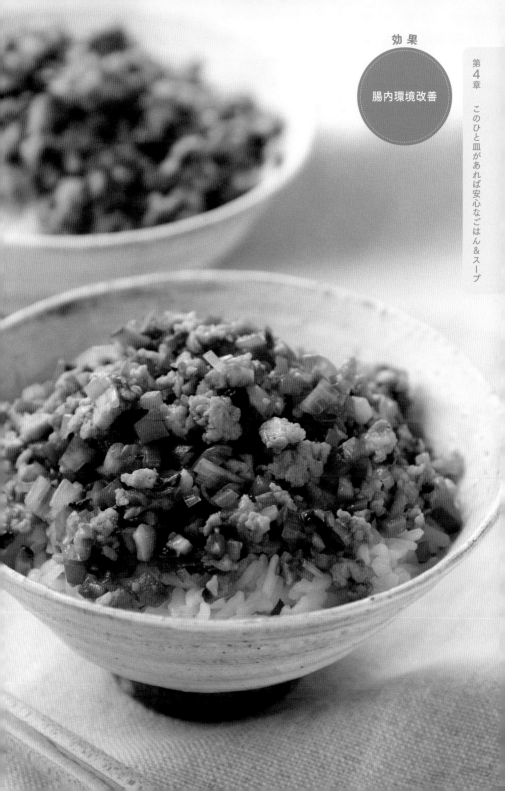

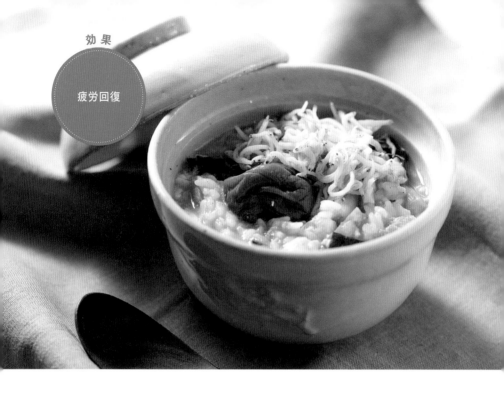

効果

疲労回復

しらすと 梅干しの 豆腐雑炊

しらすの塩気と梅干しの酸味が利いた、
飽きのこないおいしさです。

🔘 材料（2人分）

ごはん	1杯
絹ごし豆腐	200g
小松菜	2株（100g）
卵	2個
しらす	30g
梅干し	2個
だし	2カップ

🔘 作り方

1 小松菜は3cm長さに切る。卵は溶きほぐす。

2 鍋にだしを入れ、ごはんと豆腐を崩し入れる。温まったら小松菜を加えて煮る。仕上げに溶き卵を流し入れる。

3 器に盛り、しらすと梅干しをのせる。

長生きPOINT

ごはんを減らして豆腐で代用することでカロリーダウン！ 低糖質・高タンパクで、朝食や夜食にもぴったりのメニューです。

そばの
パスタ風
梅肉ソース

おそばをパスタ風の梅肉ソースで食べる、
新感覚のメニューです。

○ 材料（2人分）

そば（乾麺）		2人分（200g）
青じそ		10枚
長ねぎ		1/3本（60g）
A	梅干し	大2個
	めんつゆ	大さじ2
	ごま油	大さじ2
温泉卵		2個
すりごま		小さじ4

○ 作り方

1 長ねぎは4cm長さの細切りにする。青じそはちぎる。梅干しは種を取り、包丁で叩いてペースト状にして、ボウルに**A**の材料を合わせておく。

2 そばを袋の表記通りに茹でて流水でしめ、水気を切る。

3 **1**のボウルに茹でたそば、青じそ、長ねぎを加えて混ぜる。

4 器に盛り、温泉卵とすりごまをのせる。

長生きPOINT

ビタミン、ミネラル、食物繊維が含まれる低GI食品のそばと、梅肉の酸味が食欲をそそる一品です。温泉卵の代わりに納豆をトッピングするのもおすすめです。

効果

疲労回復

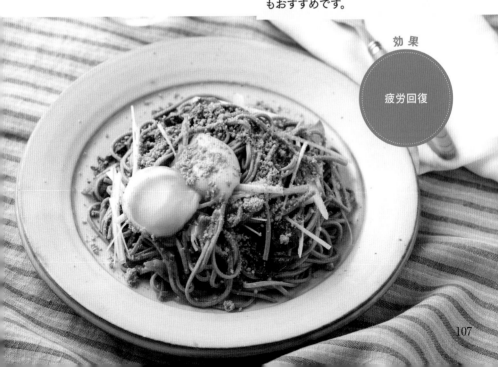

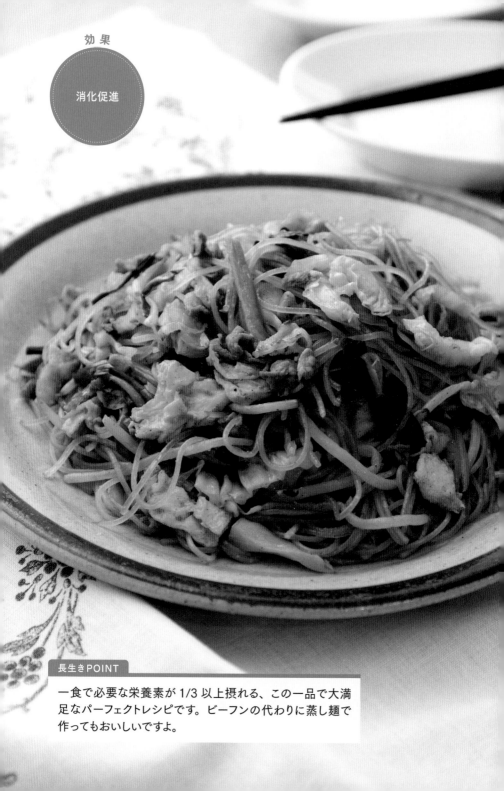

効 果

消化促進

長生きPOINT

一食で必要な栄養素が 1/3 以上摂れる、この一品で大満
足なパーフェクトレシピです。ビーフンの代わりに蒸し麺で
作ってもおいしいですよ。

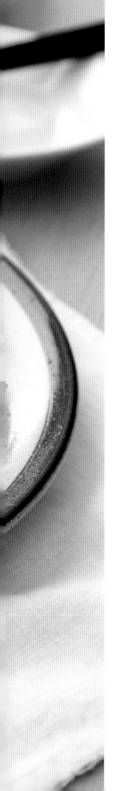

シンガポール
ビーフン

するっと食べられるビーフンと
野菜のシャキシャキ食感が楽しい、
カレーの風味が食欲をそそる
具だくさんで満足度の高い一品です。

O 材料（2人分）

ビーフン	120g	しょうが	1かけ
豚薄切り肉	100g	鶏がらスープの素（顆粒）	
卵	2個		小さじ1
キャベツ	1/8個（150g）	しょうゆ	大さじ1と1/2
ニラ	1/2束（50g）	カレー粉	小さじ1
もやし	1/3袋（70g）	米油	適量

O 作り方

1 豚肉は1cm幅に切る。卵は溶きほぐす。キャベツは細切り、ニラは4cm長さに、しょうがはせん切りにする。

2 ビーフンは熱湯で袋の表示通りに茹で、ザルにあげる。

3 フライパンに米油をひいて熱し、卵を入れてサッと炒めて取り出す。

4 米油を追加し、豚肉、しょうが、キャベツ、ニラ、もやしの順に加えて炒める。ビーフンと鶏がらスープの素、しょうゆ、カレー粉を加えて混ぜ、3の卵を戻し入れて全体を混ぜる。

ツナの
オートミール
リゾット

オートミールとツナで満足度の高い
朝ごはんにもぴったりな一品です。

◯ 材料（2人分）

オートミール	60g
ツナ缶（オイル漬け）	1缶（70g）
パプリカ	1/2個
まいたけ	1/2株（60g）
粉チーズ	大さじ2
水	200ml
牛乳（または豆乳）	200ml
コンソメ（顆粒）	小さじ1
塩	少々
パセリ	適量

◯ 作り方

1 パプリカは5mm角に切る。まいたけは細かくさく。

2 ツナはオイルごとフライパンに入れて中火で熱し、パプリカとまいたけを加えて炒める。火が通ったら水、牛乳、コンソメ、オートミールを加える。

3 沸騰してから3分ほど煮る。全体が煮えたら粉チーズ大さじ1を加えて混ぜる。味をみて、塩で調える。

4 器に盛り、粉チーズ大さじ1と刻んだパセリを散らす。

長生きPOINT

オートミールを使うことで食物繊維をたっぷり摂れます！ツナの旨みが満足度をアップし、タンパク質補給にも。

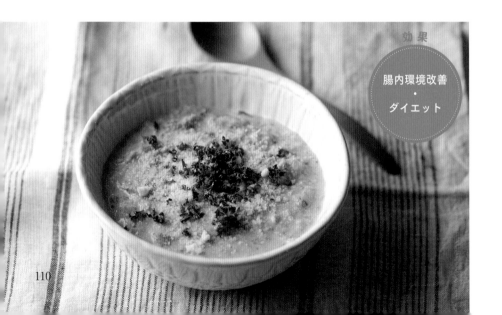

効果

腸内環境改善
・
ダイエット

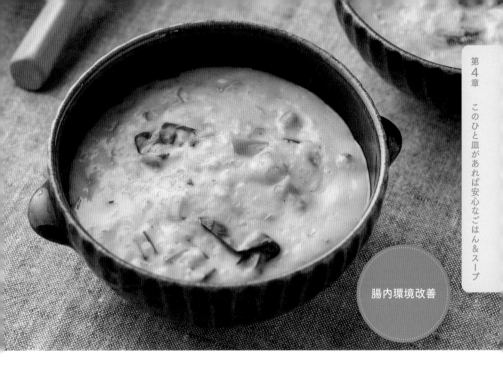

腸内環境改善

豆乳
オートミール粥

野菜やきのこ、卵を加えて
食べ応えのあるレシピです。

○ 材料（2人分）

オートミール	60g
卵	2個
小松菜	2株（100g）
まいたけ	1/2株（60g）
パプリカ	1/4個
豆乳	200ml
コンソメ（顆粒）	小さじ2
水	300ml

○ 作り方

1 小松菜は1cm幅に切る。まいたけは細かくさいてから1cm角に、パプリカは1cm角に切る。

2 鍋に水、オートミール、コンソメを入れて煮る。沸騰したら野菜とまいたけを加え、フタをして2〜3分ほど煮る。

3 全体が煮えたら豆乳を加え、溶きほぐした卵を流し入れて煮る。

長生きPOINT

栄養バランス満点の手軽な朝食レシピ。緑黄色野菜やきのこはお好きなもので代用していただいてOKです。

111

最強の豚汁

この一杯があれば安心できる、
栄養バランスがパーフェクトな
具だくさんの豚汁です。
お好きな具材でアレンジ可能です。

○ 材料（2 人分）

豚薄切り肉	80g	しいたけ	1 ～ 2 個
油揚げ	1/2 枚	さつまいも	50g
小松菜	1 株 (50g)	味噌	大さじ 3
にんじん	1/3 本 (60g)	水	3 カップ
ごぼう	10cm (50g)	和風だしパック	1 パック
長ねぎ	1/2 本	ごま油	適量

○ 作り方

1 豚肉はひと口大に切る。油揚げはキッチンペーパー
で余分な油をおさえてから短冊切りにする。小松菜
は 3cm のざく切り、にんじんは厚さ 2 ～ 3mm の
いちょう切り、ごぼうは厚さ 2 ～ 3mm の半月切り、
長ねぎは 7mm 幅の小口切り、しいたけは石づきを
切り落とし、軸ごと縦 4 つに切る。さつまいもは皮
ごと 1.5cm 角に切る。

2 鍋にごま油を入れて中火で熱し、豚肉を入れて炒め、
水とだしパックを加えて煮る。長ねぎと小松菜以外
の具材を加えて、全体が煮えたら長ねぎと小松菜を
加え、しんなりしたら味噌を溶き入れる。

長生きPOINT

具はお肉や大豆製品、食物繊維や β - カロテンが豊富な野
菜や、免疫力を高めるきのこなどジャンルの違うものを取り
合わせるのがポイントです。

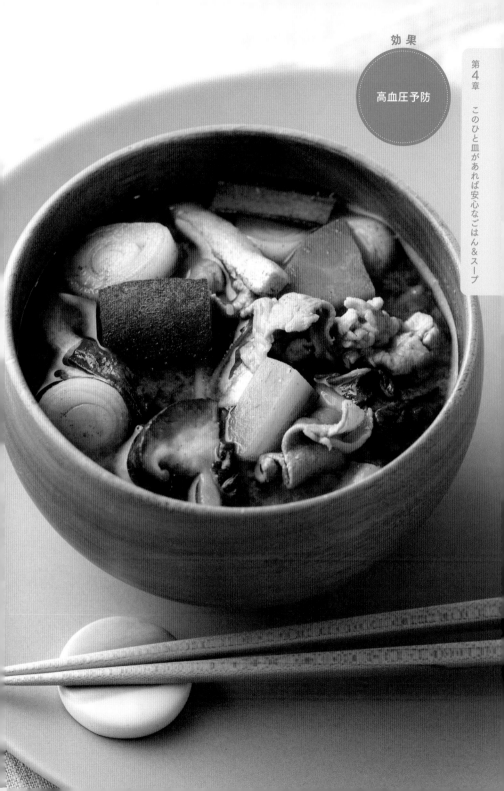

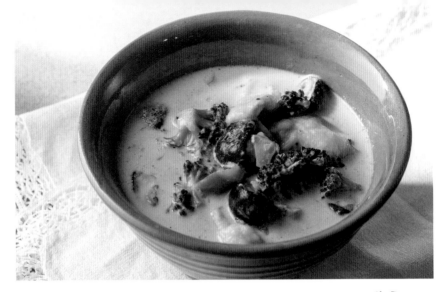

ブロッコリーと鶏むね肉のスープ

タンパク質がしっかり摂れる
ダイエットにもおすすめな一品です。

○ 材料（2人分）

ブロッコリー	1/2株（120g）
鶏むね肉	1/3枚（120g）
しいたけ	2枚
豆乳	2カップ
片栗粉	大さじ1
コンソメ（顆粒）	小さじ2
塩・こしょう	各適量
オリーブオイル	適量

長生きPOINT

ブロッコリーは細かく刻むことで細胞壁が壊れ、解毒作用などがあるイソチオシアネートが増えます。

○ 作り方

1 ブロッコリーはひと口大に切る。鶏肉はひと口大のそぎ切りにする。しいたけは石づきを取り、軸ごと縦に4等分する。

2 鍋にオリーブオイルをひいて中火で熱し、ブロッコリーとしいたけを入れてサッと炒める。豆乳とコンソメを加え、温まったら片栗粉をまぶした鶏肉を加える。フタをして弱火で煮る。

3 全体を混ぜながら自然にとろみがつくまで煮る。塩・こしょうで味を調える。

小松菜と卵の中華風スープ

目の疲れや老化を感じたら
食べるべき食材がたっぷり入っています。

材料（2人分）

小松菜	2株
パプリカ	1/2個
豚ひき肉	100g
卵	2個
水	3カップ
鶏がらスープの素（顆粒）	小さじ1
しょうが（すりおろし）	小さじ1
しょうゆ	大さじ1
ごま油	適量

作り方

1　小松菜は3cm幅に切る。パプリカは細切りにする。卵は溶く。

2　鍋にごま油をひいて中火で熱し、ひき肉としょうがを入れて炒め、水、鶏がらスープの素、しょうゆを加えて煮る。小松菜とパプリカを加えて煮立ったら、卵を流し入れる。

長生きPOINT

小松菜や卵は目の疲労改善や老化予防に効果が期待できる成分を含んでいます。気になる方はまずは取り入れやすいスープにして、献立に追加してみてくださいね。

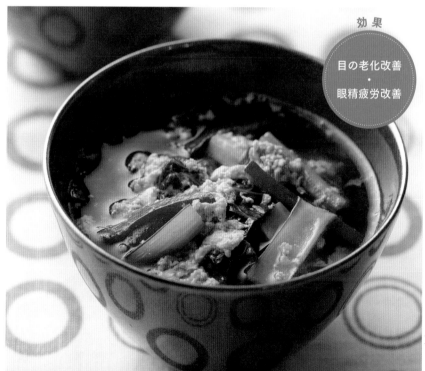

効果

目の老化改善
・
眼精疲労改善

鮭と黒ごまの
チャウダー

鮭と黒ごまがたっぷり入っているので
眼精疲労回復や目の老化予防に。

材料（2人分）

鮭	2切れ
ブロッコリー	3房
パプリカ	1/2個
すり黒ごま	大さじ2
牛乳	1と1/2カップ
水	1カップ
味噌	大さじ2と1/2
片栗粉	小さじ2
水（水溶き片栗粉用）	小さじ4
オリーブオイル	適量

作り方

1 鮭は皮を除いてひと口大に切る。ブロッコリーは1cm大に刻む。パプリカは1cm角に切る。片栗粉は水で溶いて水溶き片栗粉を作る。

2 鍋にオリーブオイルをひいて中火で熱し、鮭を入れてサッと焼く。ブロッコリー、パプリカ、水、牛乳を加えて煮立てる。ごまと味噌を溶き入れ、水溶き片栗粉でとろみをつける。

長生きPOINT

DHAやアスタキサンチンを含む鮭、ビタミンEやアントシアニンを含む黒ごまがたっぷり摂れるスープ。目の老化予防や疲労回復への効果が期待できます。

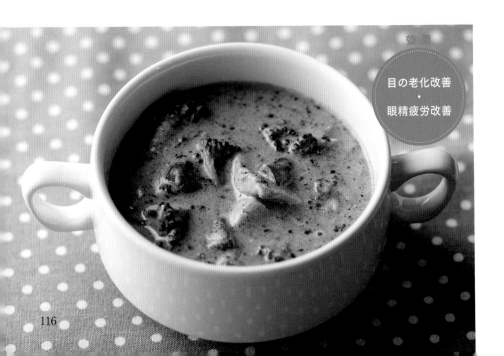

効果

目の老化改善
・
眼精疲労改善

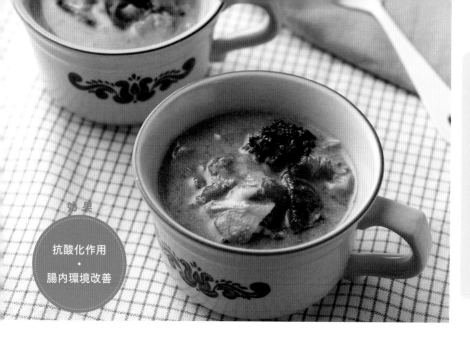

効果

抗酸化作用・腸内環境改善

豆乳トマトスープ

手軽に使えるトマトの水煮を活用して
食物繊維がたっぷり摂れるスープに!

○ 材料（2人分）

キャベツ	1/8個（120g）
きくらげ（乾燥）	2g
ブロッコリー	1/4株（60g）
トマト缶（水煮）	1/2缶
豆乳	200ml
ピザ用チーズ	50g
味噌	大さじ2と1/2
水	300ml
オリーブオイル	適量

○ 作り方

1 キャベツは2cm四方のざく切りにする。きくらげはぬるま湯で戻し、食べやすい大きさに切る。ブロッコリーは1cm大に刻む。

2 鍋にオリーブオイルをひいて中火で熱し、野菜を入れて炒め、トマト缶と水を加えてやわらかくなるまで煮る。

3 豆乳、味噌、チーズを加えて全体が温まるまで煮る。

長生きPOINT

この一食で食物繊維を10g摂ることができます。食物繊維をしっかり摂ることでお腹から健康になりましょう。トマトの水煮はストックしておくと手軽に活用できるのでおすすめです。

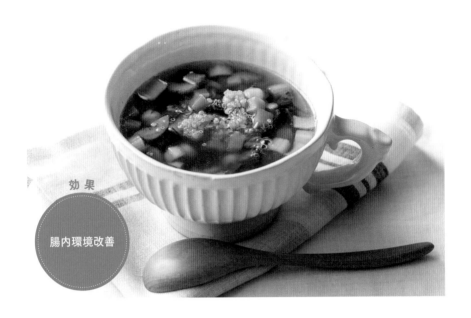

効果

腸内環境改善

キヌアと3種の野菜スープ

キヌアをシンプルな野菜スープに入れて
食べやすい一品に仕上げました。

材料（2人分）

キヌア	20g
小松菜	4枚
ごぼう	1/3本
にんじん	1/3本
ミックスビーンズ	1/2カップ
コンソメ（顆粒）	小さじ2
水	3カップ
オリーブオイル	適量
塩・こしょう	各適量

作り方

1. 小松菜は1cm幅に切る。ごぼうは2mm厚さの半月切りに、にんじんは5mm大の角切りにする。

2. 鍋にオリーブオイルをひいて熱し、ごぼうとにんじんを入れて炒め、水、キヌア、ミックスビーンズ、コンソメを加えて弱火で15分煮る。

3. 全体が煮えたら小松菜を加え、塩・こしょうで味を調える。

長生きPOINT

スーパーフードといわれるキヌアはタンパク質、食物繊維、鉄・マグネシウム・亜鉛などのミネラルを含む栄養満点の食材。豆や野菜も入った、腸内環境を整えるスープです。

ブロッコリー
エッグ

パンなどの炭水化物と合わせて
理想的な朝食に。

材料（2人分）

ブロッコリー	1/2株
卵	2個
オリーブオイル	適量
水	大さじ1
塩・こしょう	各少々
トマトケチャップ（お好みで）	適量

作り方

1 ブロッコリーを2～3cm大に切る。卵は溶きほぐす。

2 フライパンにオリーブオイルをひいて中火で熱し、ブロッコリーを入れて軽く炒める。水を加えてフタをし、1分蒸す。

3 ブロッコリーが好みの硬さになったら余分な水分を飛ばし、卵を加えて全体を混ぜる。塩・こしょうで味を調える。器に盛り、ケチャップを添える。

長生きPOINT

タンパク質が一日必要量の1/3も摂れます。朝食でタンパク質を摂ると一日の活動のパフォーマンスを上げることができます。ブロッコリーは茹でずに調理することで水溶性の栄養素を逃さず、油と調理することで脂溶性の栄養素の吸収をアップします。

筋肉増強
・
ダイエット

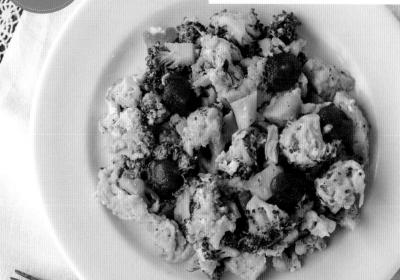

119

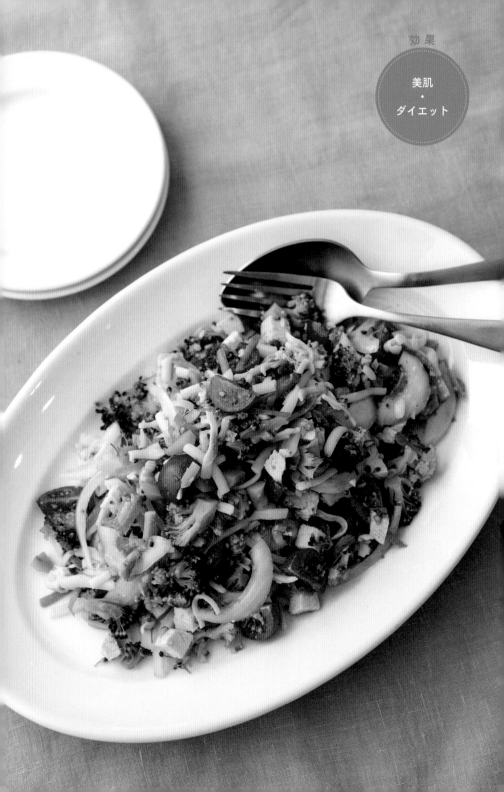

美肌チョップドサラダ

色とりどりの野菜と鶏肉やチーズ、くるみも入った
食べ応え満点で彩り豊かな、
美肌になれるごちそうサラダです。
おもてなしにもぴったり。

○ 材料（2人分）

ブロッコリー	1/2株（120g）
にんじん	1/6本（30g）
玉ねぎ	1/8個（25g）
ミニトマト	8個
鶏むね肉	100g
細切りチーズ（サラダ用）	50g
くるみ	30g
A　オリーブオイル	大さじ2
酢	大さじ1
にんにく（すりおろし）	小さじ1/2
塩	小さじ1/4
こしょう	適量

長生きPOINT

美肌効果に役立つ栄養バランス満点のサラダ。蒸し鶏はサラダチキンで代用してもOKです。ビタミンとタンパク質をしっかりチャージできるので、朝食や運動後、ダイエットメニューにもぴったり。

○ 作り方

1 ブロッコリーは小房に分けて洗い、ラップに包んで電子レンジ（600W）で1分30秒〜2分加熱し、細かく切る。にんじんはしりしり器またはチーズおろしでせん切りにする。玉ねぎは薄切り、ミニトマトは4等分のくし形切りにする。くるみは粗く刻む。

2 鶏肉はラップに包んで電子レンジ（600W）で2分30秒加熱し、粗熱が取れたら1cm角に切る。

3 ボウルにAを入れて混ぜ、他の材料を全て加えて混ぜ合わせる。

オーバーナイト オーツ リッチ

オートミールはヨーグルトに入れて
一晩置くだけで食べやすく。

○ 材料（2人分）

プレーンヨーグルト	400g
オートミール（クイックタイプ）	
	大さじ6
卵黄	2個分
バナナ	1本
いちご	6個
くるみ	50g
はちみつやメープルシロップ	
（お好みで）	適量

○ 作り方

1 ヨーグルトにオートミールを入れて混ぜ、冷蔵庫で一晩寝かす。

2 卵黄を加えて混ぜたら器に盛り、食べやすい大きさに切ったバナナといちご、刻んだくるみを添える。お好みではちみつやメープルシロップをかける。

長生きPOINT

従来のヨーグルトとオートミールに卵黄をプラスすることで、栄養バランスがグッとアップします。季節の果物とナッツをトッピングすればパーフェクトな朝食に！

効果

腸内環境改善
・
美肌

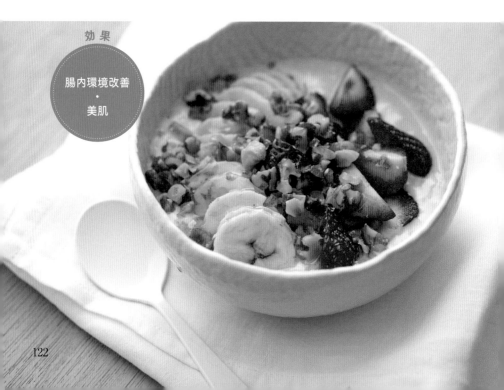

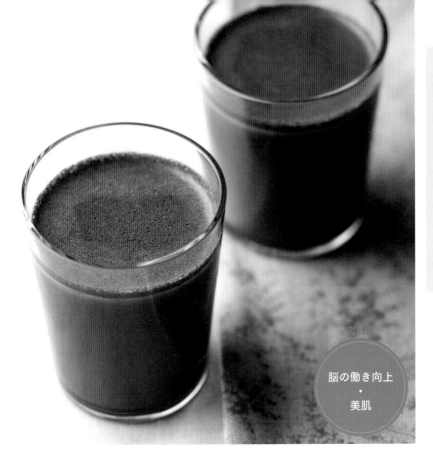

脳の働き向上
・
美肌

パーフェクトスムージー

ココア味で飲みやすい
栄養たっぷりのスムージーです。

O 作り方

1 全ての材料をよく混ぜる。

O 材料（2人分）

牛乳	2カップ
きな粉	大さじ4
ココアパウダー	大さじ4
卵黄	2個分
はちみつ	小さじ2
えごま油（またはアマニ油）	
	小さじ2

長生きPOINT

動物性・植物性のタンパク質をバランスよく含み、食物繊維やポリフェノールが豊富なココアパウダーで飲みやすく仕上げました。1杯でパワーチャージできるレシピです。

素材別 INDEX

肉類・肉加工品

【鶏むね肉】
しっとり鶏むね肉 ························ 16
ブロッコリーと鶏むね肉のスープ ········ 114
美肌チョップドサラダ ···················· 120

【鶏もも肉】
鶏チャーシュー ·························· 26
炊飯器で大根の参鶏湯 ·················· 37
うまつゆ漬けチキン ···················· 78

【鶏ひき肉】
五目鶏そぼろごはん ···················· 104

【豚薄切り肉】
回鍋肉 ································ 21
蒸ししゃぶしゃぶ ······················ 40
肉巻きしいたけ ························ 50
ゴーヤと豚肉のごま味噌炒め ············ 52
しょうが鍋 ···························· 54
白菜のジンジャーポークサラダ ·········· 70
シンガポールビーフン ·················· 108
最強の豚汁 ···························· 112

【豚ひき肉】
春菊の塩麻婆 ·························· 28
青梗菜のしび辛鍋 ······················ 38
肉詰めれんこんステーキ ················ 53
小松菜と卵の中華風スープ ·············· 115

魚介類・魚介加工品

【牡蠣】
牡蠣と小松菜のオイスターバター炒め ···· 56

【サバ】
焼きサバと新玉ねぎのたたき風 ·········· 60

【鮭】
トマトと鮭のレンジ蒸し ················ 58
鮭と黒ごまのチャウダー ················ 116

【しらす】
アルファルファとしらすの若返りサラダ ···· 69
しらすと梅干しの豆腐雑炊 ·············· 106

【ちくわ】
揚げない天ぷら ························ 30

【ツナ缶】
ツナ玉キャベツ ························ 20
かぼちゃのポテサラ風 ·················· 34
春菊のチョップドサラダ ················ 73
ツナキャロット ························ 92
ツナのオートミールリゾット ············ 110

野菜類・いも類・きのこ類など

【青じそ】
肉巻きしいたけ ························ 50
焼きサバと新玉ねぎのたたき風 ·········· 60
なすのチーズ焼き ······················ 67
そばのパスタ風梅肉ソース ·············· 107

【青ねぎ】
かぼちゃとれんこんの照り焼き ·········· 66

【アスパラガス】
アスパラとアボカドのにんにくじょうゆ炒め ·· 61
アスパラとエリンギの炒め ·············· 80

【アボカド】
アスパラとアボカドのにんにくじょうゆ炒め ·· 61

【アルファルファ】
アルファルファとしらすの若返りサラダ ···· 69

【貝割れ大根】
しっとり鶏むね肉 ······················ 16
白菜のジンジャーポークサラダ ·········· 70

【かぼちゃ】
万能蒸しかぼちゃ ······················ 32
かぼちゃのスイートサラダ ·············· 33
かぼちゃのポテサラ風 ·················· 34
かぼちゃとれんこんの照り焼き ·········· 66

【キャベツ】
万能蒸しキャベツ ······················ 18
コールスロー ·························· 19
ツナ玉キャベツ ························ 20
回鍋肉 ································ 21
酢キャベツ ···························· 23
蒸ししゃぶしゃぶ ······················ 40
キャベツとえのきのレンジ蒸し ·········· 82
キャベツのキムチ ······················ 100
シンガポールビーフン ·················· 108
豆乳トマトスープ ······················ 117

【きゅうり】
かぼちゃのポテサラ風 ·················· 34

【クレソン】
茹で卵とじゃがいものビストロサラダ ………… 74

【ゴーヤ】
ゴーヤと豚肉のごま味噌炒め ………… 52
ゴーヤきんぴら ………… 87

【ごぼう】
ごぼうのしりしり ………… 25
善玉菌を増やすごぼうと酒粕のスープ ………… 36
最強の豚汁 ………… 112
キヌアと3種の野菜スープ ………… 118

【小松菜】
牡蠣と小松菜のオイスターバター炒め ………… 56
キャベツのキムチ ………… 100
しらすと梅干しの豆腐雑炊 ………… 106
豆乳オートミール粥 ………… 111
最強の豚汁 ………… 112
小松菜と卵の中華風スープ ………… 115
キヌアと3種の野菜スープ ………… 118

【春菊】
春菊の塩麻婆 ………… 28
春菊のチョップドサラダ ………… 73

【しょうが・新しょうが】
回鍋肉 ………… 21
春菊の塩麻婆 ………… 28
炊飯器で大根の参鶏湯 ………… 37
青梗菜のしび辛鍋 ………… 38
しょうが鍋 ………… 54
まいたけ炒り豆腐 ………… 63
おかず新しょうが ………… 86
焼き長ねぎ ………… 88
シンガポールビーフン ………… 108

【大根】
炊飯器で大根の参鶏湯 ………… 37
たくあん（昆布漬け） ………… 98
たくあん（ヨーグルト漬け） ………… 98

【玉ねぎ・新玉ねぎ】
コールスロー ………… 19
善玉菌を増やすごぼうと酒粕のスープ ………… 36
焼きサバと新玉ねぎのたたき風 ………… 60
玉ねぎの調味酢漬け ………… 95
美肌チョップドサラダ ………… 120

【青梗菜】
青梗菜のしび辛鍋 ………… 38
青梗菜豆腐 ………… 62
青梗菜と油揚げのサラダ ………… 72

【長ねぎ】
炊飯器で大根の参鶏湯 ………… 37
なすのねぎポン漬け ………… 43
れんこんのステーキ ………… 64
おかず新しょうが ………… 86
焼き長ねぎ ………… 88
五目鶏そぼろごはん ………… 104
そばのパスタ風梅肉ソース ………… 107
最強の豚汁 ………… 112

【なす】
揚げない天ぷら ………… 30
なすのねぎポン漬け ………… 43
なすのチーズ焼き ………… 67

【ニラ】
シンガポールビーフン ………… 108

【にんじん】
にんじんの美肌サラダ ………… 22
酢にんじん ………… 24
蒸ししゃぶしゃぶ ………… 40
にんじんとひじきのごま炒め ………… 83
ピーマンとにんじんのきんぴら ………… 84
万能キャロット ………… 90
ツナキャロット ………… 92
キャロットオムレツ ………… 93
にんじんのヨーグルト漬け ………… 94
キャベツのキムチ ………… 100
五目鶏そぼろごはん ………… 104
最強の豚汁 ………… 112
キヌアと3種の野菜スープ ………… 118
美肌チョップドサラダ ………… 120

【にんにく】
炊飯器で大根の参鶏湯 ………… 37
腸活きのこ ………… 101

【白菜】
しょうが鍋 ………… 54
白菜のジンジャーポークサラダ ………… 70
白菜とりんごの浅漬け ………… 96

【パセリ】
にんじんの美肌サラダ ………… 22

【パプリカ】
ツナのオートミールリゾット ………… 110
豆乳オートミール粥 ………… 111
小松菜と卵の中華風スープ ………… 115
鮭と黒ごまのチャウダー ………… 116

【ピーマン】
回鍋肉 21
蒸ししゃぶしゃぶ 40
種ごと焼き旨ピーマン 42
ピーマンとにんじんのきんぴら 84
五目鶏そぼろごはん 104

【ブロッコリー】
ブロッコリーと鶏むね肉のスープ 114
鮭と黒ごまのチャウダー 116
豆乳トマトスープ 117
ブロッコリーエッグ 119
美肌チョップドサラダ 120

【ミニトマト】
トマトと鮭のレンジ蒸し 58
美肌チョップドサラダ 120

【もやし】
チーズもやしの海苔巻き 68
シンガポールビーフン 108

【れんこん】
揚げない天ぷら 30
肉詰めれんこんステーキ 53
れんこんのステーキ 64
かぼちゃとれんこんの照り焼き 66
もっちりれんこんそぼろ 85

【さつまいも】
揚げない天ぷら 30
さつまいものきな粉和え 47
最強の豚汁 112

【じゃがいも】
茹で卵とじゃがいものビストロサラダ 74

【山いも】
山いものフォカッチャ 44

【エリンギ】
アスパラとエリンギの炒め 80

【えのきたけ】
キャベツとえのきのレンジ蒸し 82
えのき春雨 89

【しいたけ】
肉巻きしいたけ 50
五目鶏そぼろごはん 104
最強の豚汁 112
ブロッコリーと鶏むね肉のスープ 114

【まいたけ】
蒸ししゃぶしゃぶ 40

まいたけ炒り豆腐 63
ツナのオートミールリゾット 110
豆乳オートミール粥 111

【きのこ】
腸活きのこ 101

【野菜】
酒粕味噌汁 35

【いちご】
オーバーナイトオーツ リッチ 122

【バナナ】
酒粕のヨーグルト風 46
オーバーナイトオーツ リッチ 122

【ゆず】
春菊のチョップドサラダ 73
白菜とりんごの浅漬け 96
ゆず大根 97

【りんご】
白菜とりんごの浅漬け 96

【梅干し】
キャベツのキムチ 100
しらすと梅干しの豆腐雑炊 106
そばのパスタ風梅肉ソース 107

【トマト缶】
豆乳トマトスープ 117

【ミックスビーンズ】
キヌアと3種の野菜スープ 118

大豆製品

【豆腐】
春菊の塩麻婆 28
青梗菜のしび辛鍋 38
青梗菜豆腐 62
まいたけ炒り豆腐 63
しらすと梅干しの豆腐雑炊 106

【油揚げ】
酒粕味噌汁 35
青梗菜と油揚げのサラダ 72
最強の豚汁 112

【豆乳】
酒粕のヨーグルト風 46
豆乳オートミール粥 111
ブロッコリーと鶏むね肉のスープ 114
豆乳トマトスープ 117

【きな粉】
さつまいものきな粉和え ……………… 47

卵

【鶏卵】
ツナ玉キャベツ …………………………… 20
かぼちゃのポテサラ風 …………………… 34
茹で卵とじゃがいものビストロサラダ … 74
キャロットオムレツ ……………………… 93
しらすと梅干しの豆腐雑炊 …………… 106
シンガポールビーフン ………………… 108
豆乳オートミール粥 …………………… 111
小松菜と卵の中華風スープ …………… 115
ブロッコリーエッグ …………………… 119
オーバーナイトオーツ リッチ ……… 122
パーフェクトスムージー ……………… 123

【温泉卵】
そばのパスタ風梅肉ソース …………… 107

乳製品

【牛乳】
ツナのオートミールリゾット ………… 110
鮭と黒ごまのチャウダー ……………… 116
パーフェクトスムージー ……………… 123

【チーズ】
肉巻きしいたけ …………………………… 50
なすのチーズ焼き ………………………… 67
チーズもやしの海苔巻き ………………… 68
豆乳トマトスープ ……………………… 117
美肌チョップドサラダ ………………… 120

【ヨーグルト】
かぼちゃのスイートサラダ ……………… 33
にんじんのヨーグルト漬け ……………… 94
たくあん（ヨーグルト漬け）…………… 98
オーバーナイトオーツ リッチ ……… 122

【バター】
牡蠣と小松菜のオイスターバター炒め … 56

主食

【ごはん】
五目鶏そぼろごはん …………………… 104
しらすと梅干しの豆腐雑炊 …………… 106

【そば】
そばのパスタ風梅肉ソース …………… 107

【ビーフン】
シンガポールビーフン ………………… 108

【キヌア】
キヌアと３種の野菜スープ …………… 118

【オートミール】
炊飯器で大根の参鶏湯 …………………… 37
ツナのオートミールリゾット ………… 110
豆乳オートミール粥 …………………… 111
オーバーナイトオーツ リッチ ……… 122

乾物

【アーモンド】
かぼちゃのスイートサラダ ……………… 33

【きくらげ（乾燥）】
豆乳トマトスープ ……………………… 117

【切り昆布】
たくあん（昆布漬け）…………………… 98

【切り干し大根】
ゆず大根 …………………………………… 97

【くるみ】
にんじんの美肌サラダ …………………… 22
美肌チョップドサラダ ………………… 120
オーバーナイトオーツ リッチ ……… 122

【すりごま】
ゴーヤと豚肉のごま味噌炒め …………… 52
にんじんとひじきのごま炒め …………… 83
鮭と黒ごまのチャウダー ……………… 116

【海苔】
チーズもやしの海苔巻き ………………… 68

【春雨】
えのき春雨 ………………………………… 89

【干ししいたけ】
しょうが鍋 ………………………………… 54

【芽ひじき】
にんじんとひじきのごま炒め …………… 83

その他

【酒粕】
酒粕味噌汁 ………………………………… 35
善玉菌を増やすごぼうと酒粕のスープ … 36
酒粕のヨーグルト風 ……………………… 46

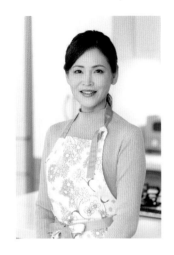

関口絢子（せきぐち・あやこ）

管理栄養士、料理研究家。
1969年、東京都生まれ。川村学園短期大学食物学科卒業。テレビや雑誌などのメディアを中心に、健康・美容・ダイエットに関するレシピや栄養情報を提供。食べ物と栄養の知識が生きた、美と健康に関するお悩み解消レシピが人気。「誰もが手に届く身近な食べ物を通して世の中を明るく健康にしたい」をモットーに、すぐに実践できるお役立ち情報を発信している。2020年に開設したYouTubeチャンネル「管理栄養士：関口絢子のウェルネスキッチン」は登録者数54万人超（2024年4月現在）。著書に『春夏秋冬 疲れ取りごはん』（KADOKAWA）などがある。米国栄養カウンセラー、ヘルスケアプランナー、日本抗加齢医学会認定抗加齢指導士。

Staff

編集協力	森本順子、三好里奈（株式会社G.B.）
デザイン	酒井由加里、奥平菜月（Q.design）
DTP	G.B. Design House
撮影	宗野 歩
スタイリング	栗田美香、佐野 雅
調理アシスタント	海野綾子
撮影協力	UTUWA（03-6447-0070）

管理栄養士が教える！
世界一カンタンな長生きレシピ

2024年5月10日 第1刷発行

著 者	関口絢子
発行人	関川 誠
発行所	株式会社宝島社
	〒102-8388
	東京都千代田区一番町25番地
	電話：営業 03-3234-4621
	編集 03-3239-0928
	https://tkj.jp

印刷・製本　日経印刷株式会社

©Ayako Sekiguchi 2024
Printed in Japan
ISBN978-4-299-05492-0

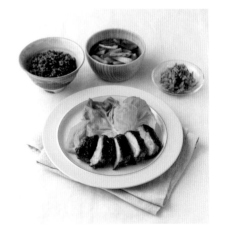